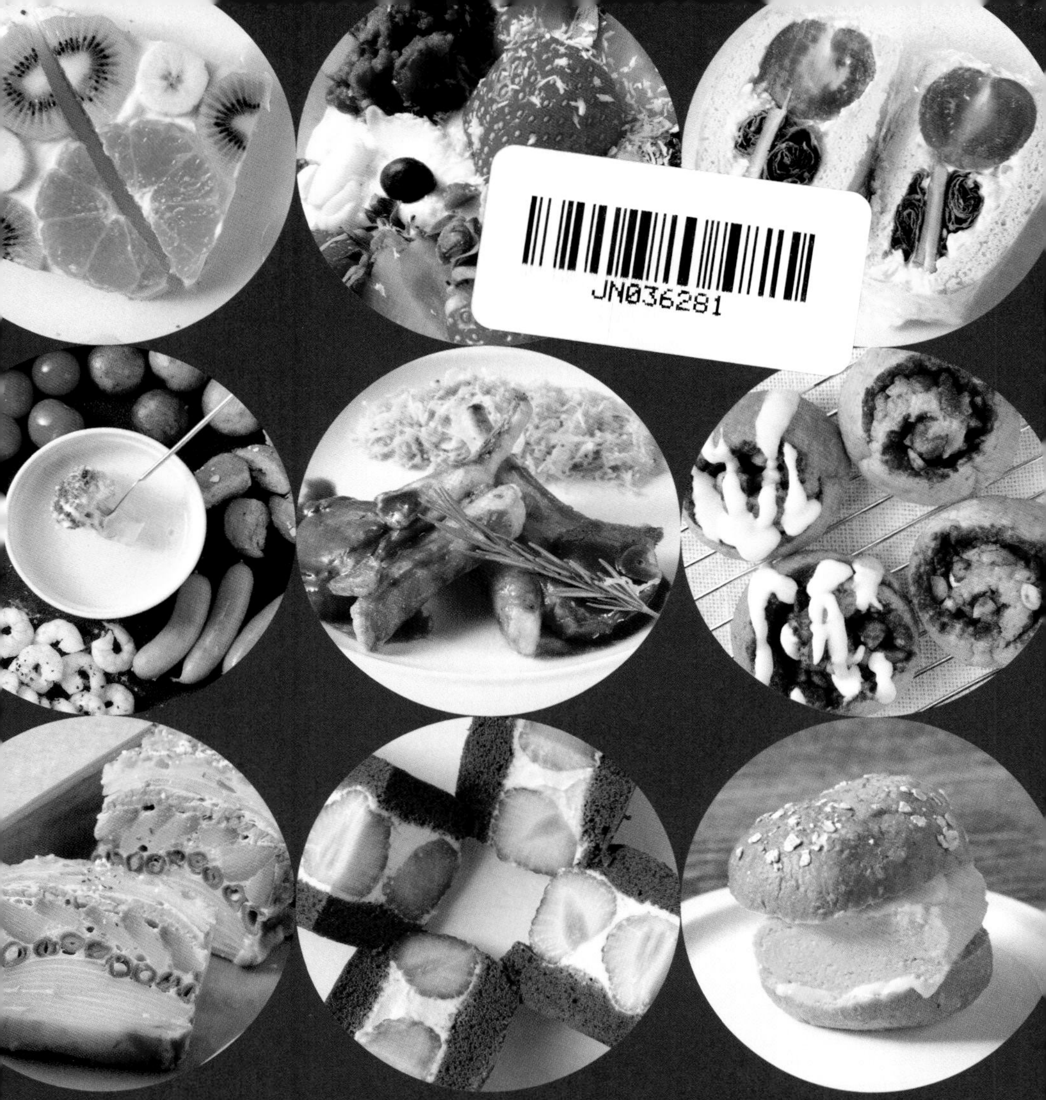

mameの
楽やせ低カロ糖質オフレシピ

mame

講談社

Contents

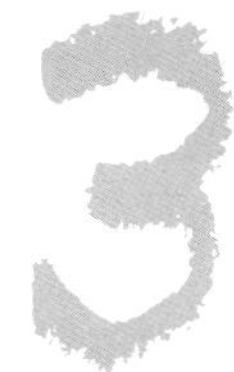

Chapter 3 休みの日のブランチにもピッタリ!

一品で満足糖質オフメニュー

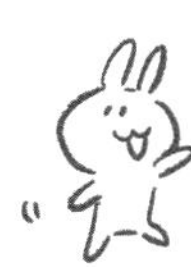

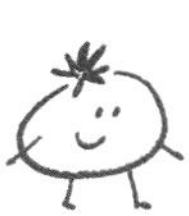

Chapter 4 これも糖質オフ?

がっつりに見えるけど実はしっかりダイエットメニュー

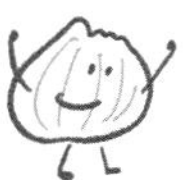

Contents

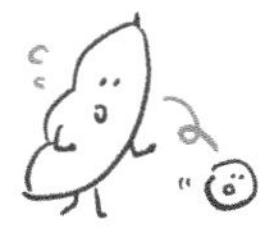

本書について

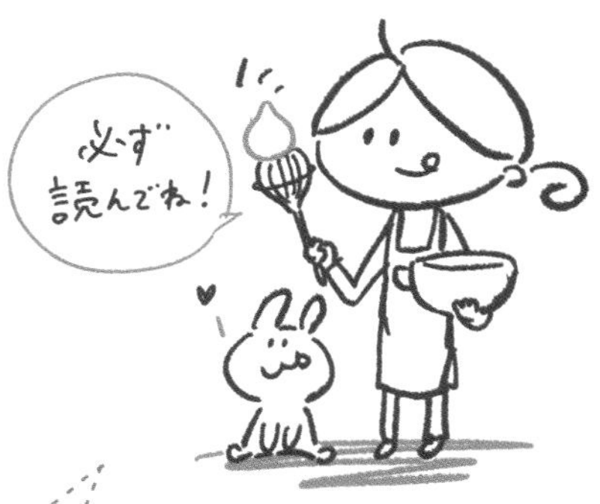

お料理楽しんでね〜！
イラストもmameが描いたよ♪

アイコンについて

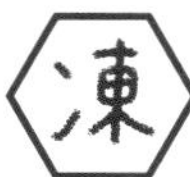

冷凍保存可能

調理時間5分以内
＊置き時間や冷やし時間などは含みません。

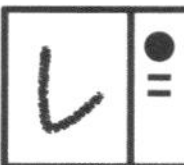

レンジのみの調理

【諸注意】

・ラカントSがない場合は砂糖をご使用ください。

・本書掲載の栄養成分値はラカントSを使用した際のものです。ラカントSの糖質はほとんど体内に吸収されないため、0gとして計算しています。砂糖使用の場合は栄養成分表などでご確認ください。

・おからパウダーは糖質0gのものを使用しています。成分値もそれで計算しています。

・本書掲載の栄養成分値は目安です。また、1人分の成分値となります。なお、好みで追加するものは含まれません。

・加熱時間は目安です。素材の温度や使用されるレンジによって多少調整が必要です。

・材料のヨーグルト、ギリシャヨーグルトは、無脂肪のもの、マヨネーズは低カロリーのものを使用しています（成分値は無脂肪のヨーグルト、低カロリーマヨネーズで計算しています）。

【冷凍・解凍方法について】

・冷凍方法⇒乾燥やにおい移りを防ぐため、空気に触れない状態（ぴったりラップに包む、保存袋に入れるなど）で保存してください。

・解凍方法⇒冷蔵庫または常温で自然解凍（スイーツなどは半解凍でおいしいものもあるので、それぞれのレシピにてご確認ください）してください。

糖質制限（糖質オフ）について

糖質オフとは？

糖質オフとは、糖質の高い食品を減らし、食事全体の栄養値を下げることなく糖質量を正常値に近づけることをめざす食事法です。元々糖尿病患者向けの食事法でしたが、ダイエットにも効果的ということを医師が提唱したことから、幅広く知られるようになりました。

糖質オフの食事法

栄養バランスを考えながら糖質を控えることで、「しっかり食べてやせる」ことが可能になります。①～④の食事ルールを念頭におきながら進めてみましょう。

①高糖質の材料を低糖質の材料に置き換える（本書では以下に置き換えています）

代表的な高糖質食材		置き換える低糖質食材
A 白米	→	おからパウダー、オートミール
B 小麦粉（パン、麺）	→	おからパウダー、オートミール、糖質0g麺
C 砂糖	→	ラカントS

糖質は米やパンなどの「主食」だけでなく、果物や菓子、調味料にも多く含まれています。また、「飲料・アルコール類」にも糖質が多く含まれているものがあり、食事で糖質を控えていても糖質をとりすぎている可能性があります。

1日の糖質量の目安（最後に記載）を頭に入れながら、「高糖質の食材を低糖質の食材に置き換える」、オートミールやいも類、季節の果物や根菜類など、「良質な糖質をうまく取り入れる」などして毎食バランスよく取り入れましょう。

※ 糖質は効率的なエネルギー源にもなるため、体型や運動量に応じてご自分の必要な糖質量を把握し、過剰な制限をしないようにしましょう。

②たんぱく質をしっかりとる

肉魚卵豆が、たんぱく質を含む代表的な食品です。毎回の食事に取り入れるようにしましょう。牛乳、チーズ、ヨーグルトなどの乳製品はたんぱく質が豊富ですが、乳糖とよばれる糖質が含まれます。気になる方は豆乳で作られた製品がおすすめです。

③野菜をたっぷり食べる

野菜類や海藻、豆類やきのこなどをしっかりとることで、さらに糖質オフの効果を高めます。さらに便秘も防ぎます。こちらも毎回の食事に取り入れましょう。ただし、高糖質ないも類や根菜類の食べすぎには注意を。

④油脂について

糖質オフによるエネルギー不足や、肌や髪のツヤを保つためにある程度の油脂は必要です。肉や魚や卵、ごまやアボカドなどの食材からとったり、また、焼いたり炒めたりする際は、酸化しにくいココナッツオイルやオリーブオイルを選ぶのがおすすめです。

健康的に糖質オフの食事法を続ける場合、年齢や体格、運動量にもよりますが、「1日糖質130～200gくらい」を目安にしましょう。

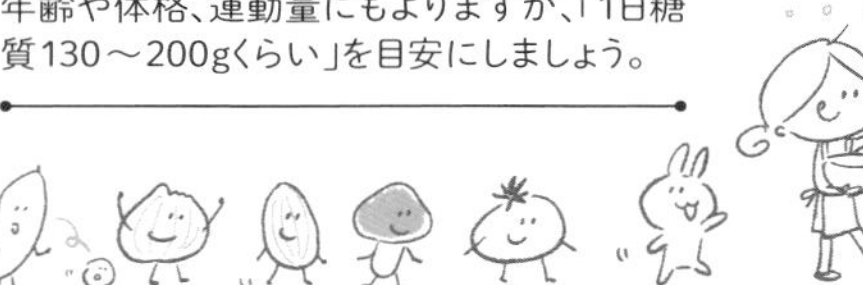

本書では、すべての料理に
糖質を含めた
栄養成分を記載しています。
また、糖質制限はカロリーが高くなりがちですが、
カロリーも抑える工夫をしています。
ぜひ本書を活用し、成果を出してください！

mame といえばおから!

Chapter 1

おから蒸しパン & マフィン & パンケーキ

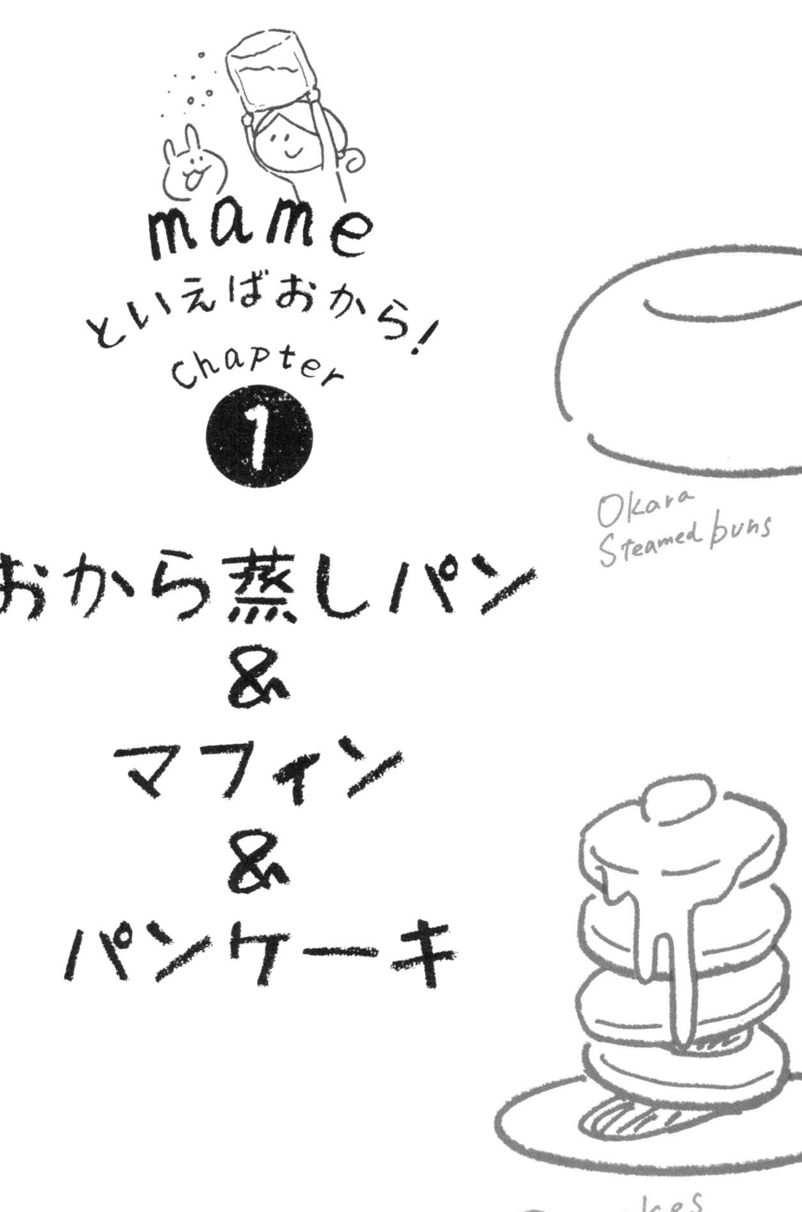

レンチン3分!

4種のおから蒸しパン

好みや用途に合わせたおから蒸しパンが作れます。詳しくはP10、11で!

つくれぽ数
No.1!

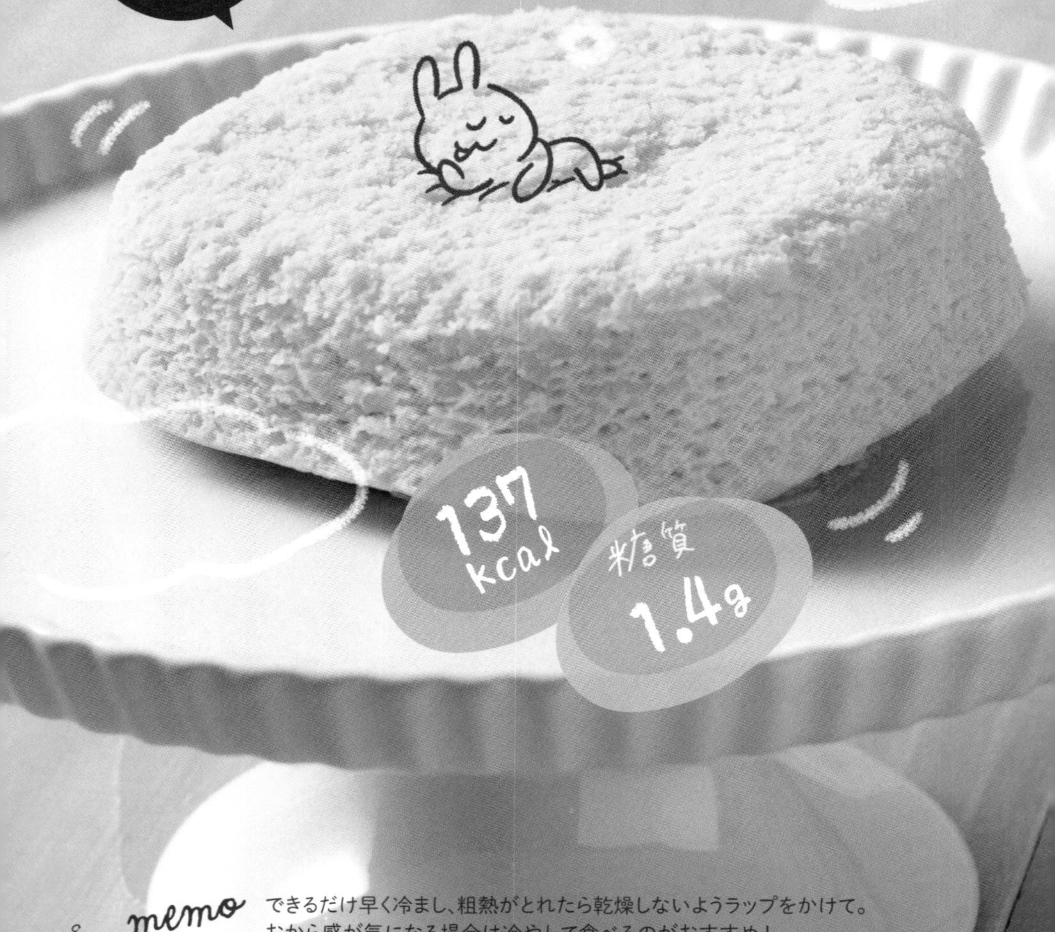

137 kcal
糖質 1.4g

memo できるだけ早く冷まし、粗熱がとれたら乾燥しないようラップをかけて。
おから感が気になる場合は冷やして食べるのがおすすめ!

Chapter1で使用するおもな材料・容器

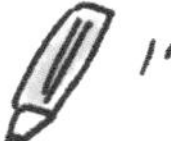

おからについて

低糖質・高たんぱく・食物繊維豊富なおから。少量でも満足感が得られ、お通じもよくなり、ダイエットの強力な助っ人になってくれます。

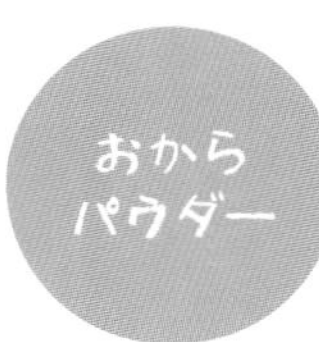

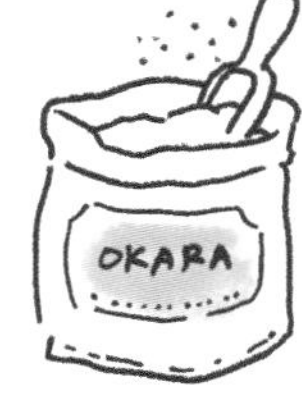

おからを乾燥させてパウダー状にしたもの。きめ細やかな仕上がりにするためには、おからパウダーは超微粉タイプがおすすめ。

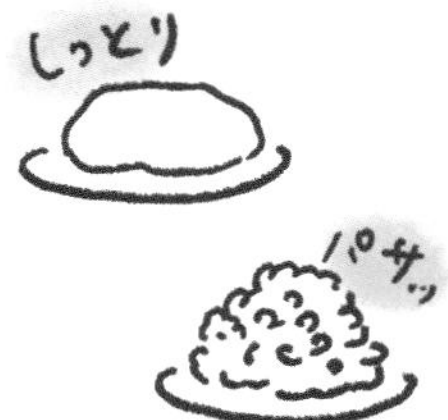

スーパーなどで手に入る生おからには、なめらかな「しっとりタイプ」と粒感のある「パサパサタイプ」があります。食感などに違いが出るため、好みで選んで。

＊「おからパウダー」を使う全レシピにおいて、記載の水分量は「超微粉タイプ」を使用した場合の値です。おからパウダーの粒子の大きさによって吸水性が違うため、水分量の調整が必要な場合があります。

＊ おからはお腹の中で膨れるため、一度にとる量には十分お気をつけください。

おから以外の材料について

＊ ★マークの商品はP128に購入先などを掲載しています。

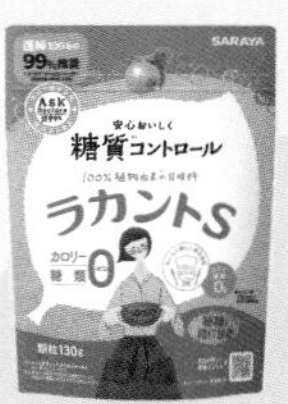

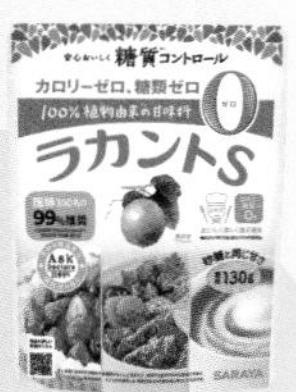

ラカントS★

100%植物由来のカロリー0甘味料で実質糖質0g。砂糖と同量で置き換えでき、糖質オフの強い味方。

アーモンドミルク（砂糖不使用）

ビタミンEなど美と健康に効果のある栄養素が豊富。低糖質・低カロリーなのも嬉しい。

容器について

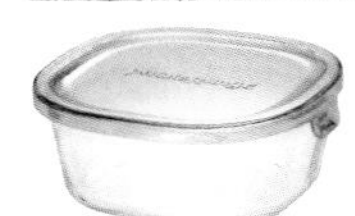

iwaki パック&レンジ450ml★

耐熱容器で高さのあるものであればOKです。サンドイッチなどを作る際にはこのサイズがおすすめです。

ベーキングパウダー

アルミフリーのものがおすすめ。きれいに膨らませるために、新鮮なものを使って。

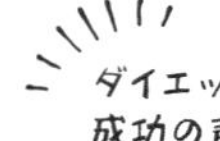

ダイエット成功の声続々！

基本のおから蒸しパン

材料　13cm×13cm×5.5cm（または底11cmの丸形）耐熱性ガラス容器　1個分

Ⓐ
- おからパウダー（超微粉）…15g
- ラカントS（砂糖）…15g
- 塩…0.2g

Ⓑ
- たまご（M）…1個
- アーモンドミルク（無糖）*1…60mℓ
- バニラオイル*2…5滴

ベーキングパウダー…3g

シナモンパウダーで
風味付けしても！

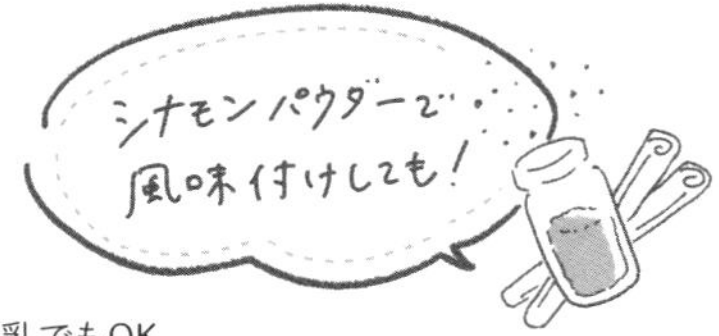

*1　牛乳でもOK。
*2　バニラエッセンス（少し多め）代用OK。

作り方

1. Ⓐを合わせて泡だて器で混ぜる。
2. Ⓑを加えてダマがなくなるまで混ぜる。
3. ベーキングパウダーを加えてさっくり混ぜ、容器に生地を流し込む。レンジ600W約3分加熱。表面がベタついているようなら10秒ずつ追加で加熱。
4. 容器の横から軽くトントンたたき空気を入れ、キッチンペーパーを敷いたお皿の上にひっくり返して取り出す。

糖質 1.4g | カロリー 137Kcal | 脂質 8.0g | たんぱく質 9.7g | 食物繊維 10.3g

まるでスフレケーキ！

ふわしっとりおから蒸しパン

材料　13cm×13cm×5.5cm（または底11cmの丸形）耐熱性ガラス容器　1個分

Ⓐ
- おからパウダー（超微粉）…10g
- ラカントS（砂糖）…15g
- 塩…0.2g

Ⓑ
- たまご（M）…1個
- プレーンヨーグルト（無糖）…30g
- 水…15mℓ
- バニラオイル*1…5滴

ベーキングパウダー…3g

おから愈日！

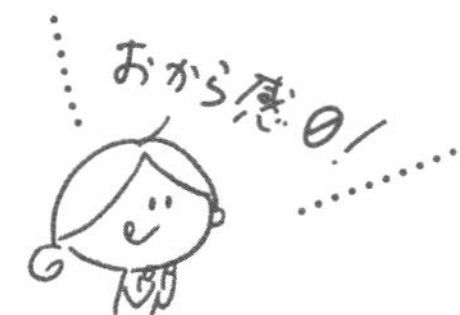

*1　バニラエッセンス（少し多め）代用OK。

作り方

作り方は「基本のおから蒸しパン」（P10）と同様。加熱時間は約2分40秒から。

〈 コクうまチーズバージョン 〉

カッテージチーズ（裏ごしタイプ）15～20gを材料Ⓑに追加する。水は5mℓ追加し20mℓにし、Ⓐの塩は加えない。

糖質 2.8g | カロリー 121Kcal | 脂質 6.6g | たんぱく質 9.6g | 食物繊維 6.3g

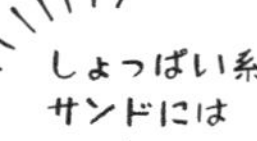

しょっぱい系サンドにはコレ！

食事系おから蒸しパン

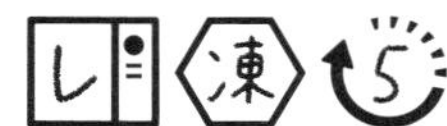

材料 13cm×13cm×5.5cm（または底11cmの丸形）耐熱性ガラス容器　1個分

Ⓐ
- おからパウダー（超微粉）…12g
- ラカントS（砂糖）…5g
- 粉チーズ…5g

Ⓑ
- たまご（M）…1個
- マヨネーズ…小さじ1
- アーモンドミルク（無糖）…60mℓ
- 乾燥ハーブ（好みで）*1…少々
- ベーキングパウダー…3g

*1　ローズマリー、バジル、オレガノなどがおすすめ。

作り方

作り方は「基本のおから蒸しパン」（P10）と同様。

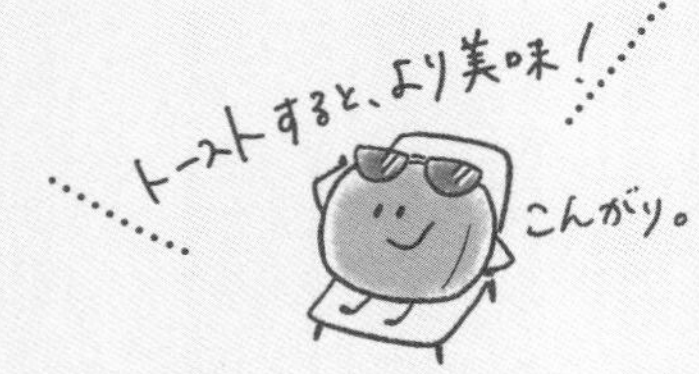

糖質	カロリー	脂質	たんぱく質	食物繊維
1.5g	161Kcal	10.3g	11.4g	8.5g

期待以上のおいしさ！

しっとり生おから蒸しパン

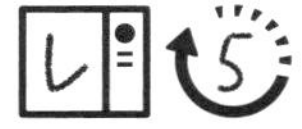

材料 13cm×13cm×5.5cm（または底11cmの丸形）耐熱性ガラス容器　1個分

*生おからには「しっとりタイプ」と、「パサパサタイプ」があり、仕上がりが異なります。

しっとりタイプ

Ⓐ
- 生おから…60g
- ラカントS（砂糖）…13g
- 塩…0.2g

Ⓑ
- たまご（M）…1個
- プレーンヨーグルト（無糖）…10g
- バニラオイル*1…5滴
- ベーキングパウダー…3g

パサパサタイプ

Ⓐ
- 生おから…35g
- ラカントS（砂糖）…13g
- 塩…0.2g

Ⓑ
- たまご（M）…1個
- プレーンヨーグルト（無糖）…35g
- バニラオイル*1…5滴
- ベーキングパウダー…3g

*1　バニラエッセンス（少し多め）代用OK。

作り方　材料を基本のおから蒸しパンの要領ですべて混ぜ入れ、容器をトントンして空気を抜き、レンジ600W約2分40秒加熱する。

しっとりタイプ

糖質	カロリー	脂質	たんぱく質	食物繊維
2.1g	126Kcal	6.1g	8.7g	6.9g

パサパサタイプ

糖質	カロリー	脂質	たんぱく質	食物繊維
3.8g	124Kcal	6.7g	10.0g	4.0g

紅茶おから蒸しパンと2種の

ダイエット中でも食べられる♥　クリームとあんこのスイーツ！

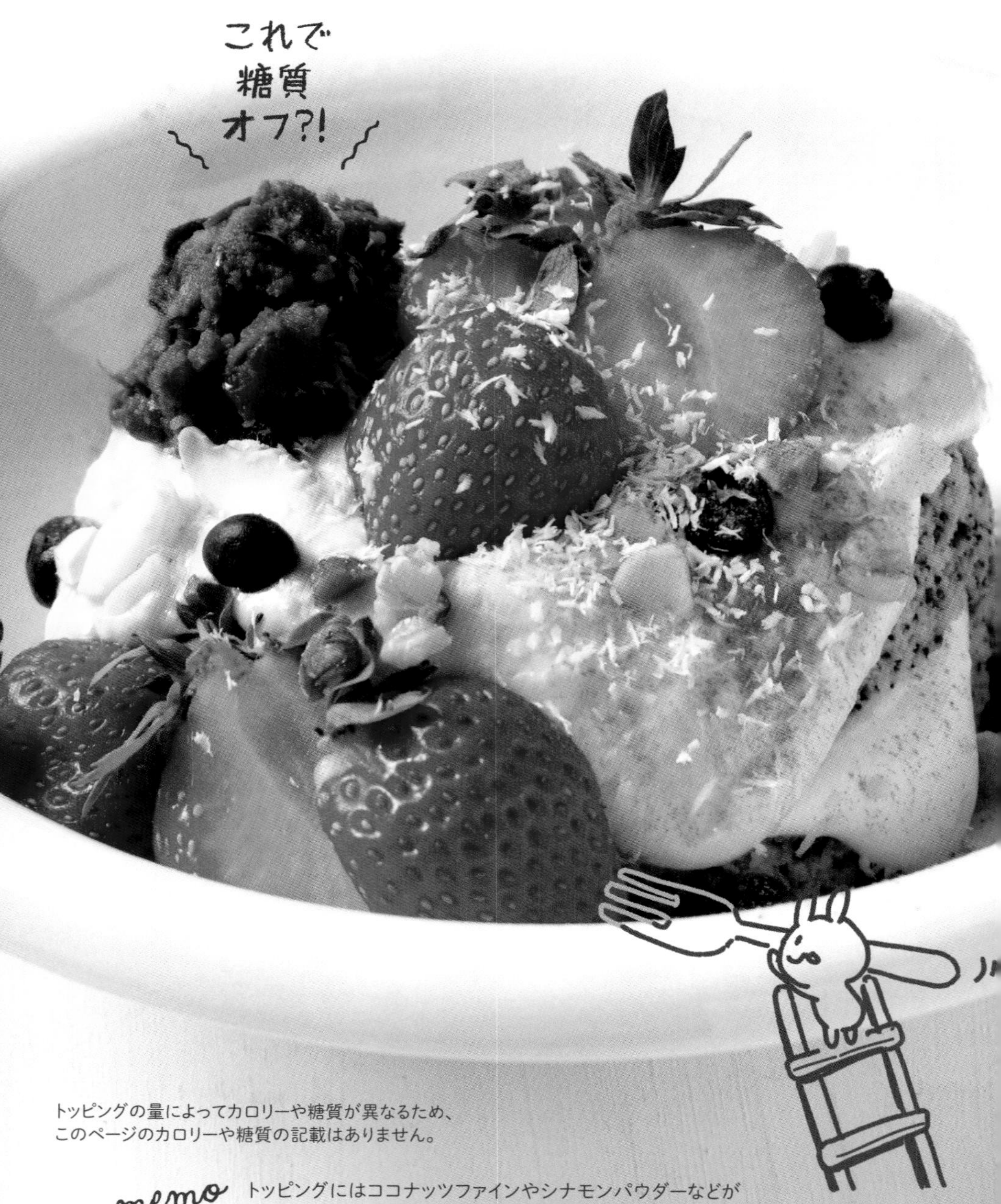

トッピングの量によってカロリーや糖質が異なるため、
このページのカロリーや糖質の記載はありません。

memo　トッピングにはココナッツファインやシナモンパウダーなどが
風味をアップさせおすすめ！

クリーム＆あんこ添え

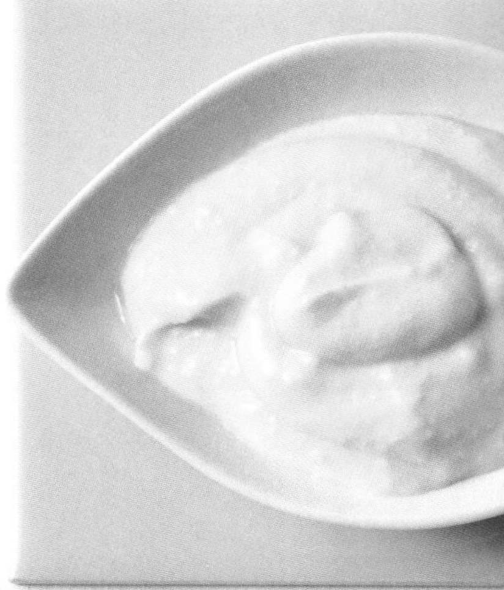

ラムチーズカスタード

memo

ラム酒が苦手な人はバニラエッセンスを。

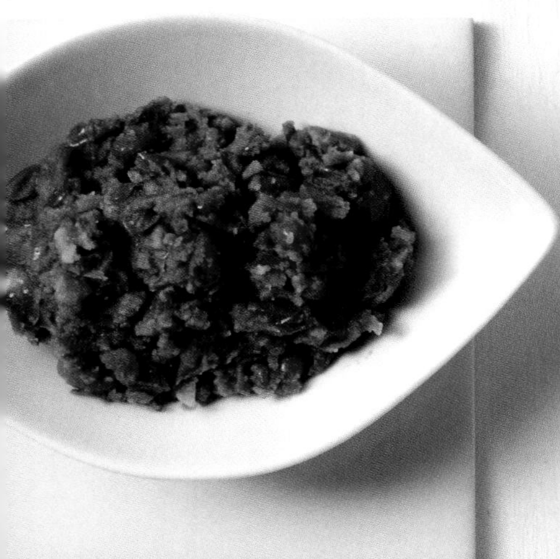

糖質控えめあんこ

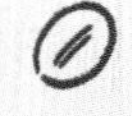

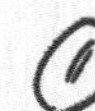

memo

冷凍する場合、食べる分ずつ
ラップして密閉ビニール袋に入れる。
食べる際は自然解凍。

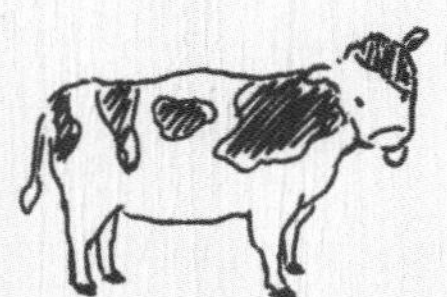

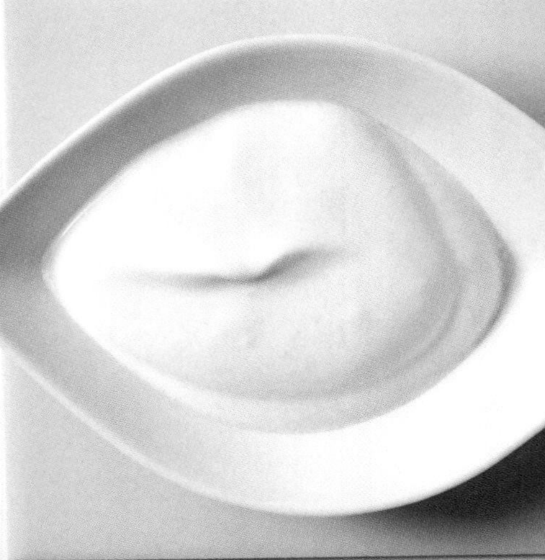

ヨーグルトチーズクリーム

memo

より濃厚にしたいなら
マスカルポーネチーズを増やして。

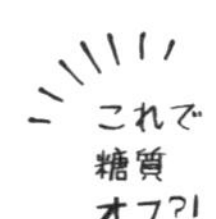

紅茶おから蒸しパンと 2種のクリーム&あんこ添え

作り方 *それぞれの作り方は以下で説明しています。
紅茶おから蒸しパンを横1/2にスライスし、ヨーグルトチーズクリームをはさみ、
ラムチーズカスタードを上からたっぷりかける。
あんこを添えてフルーツやくだいたナッツ類などをトッピング。

紅茶おから蒸しパン

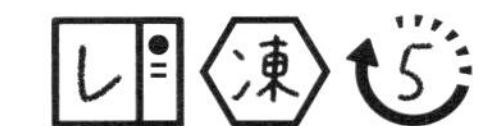

材料 13cm×13cm×5.5cm(または底11cmの丸形)耐熱性ガラス容器　1個分

Ⓐ
おからパウダー(超微粉)…15g
ラカントS(砂糖)…20g
塩…0.2g
ティーバッグの中身…1袋分

Ⓑ
たまご(M)…1個
アーモンドミルク(無糖)*1…60mℓ
バニラオイル*2…5滴

ベーキングパウダー…3g

*1　牛乳でもOK。
*2　バニラエッセンス(少し多め)代用OK。

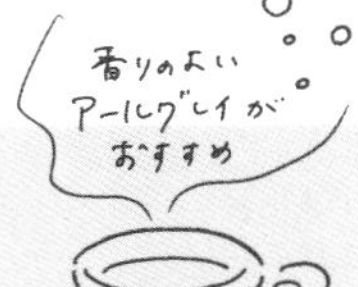

作り方

1 Ⓐを合わせて泡だて器で混ぜる。

2 Ⓑを加えてダマがなくなるまで混ぜる。

3 ベーキングパウダーを加えてさっくり混ぜ、容器に生地を流し込む。レンジ600W約3分加熱。表面がベタついているようなら10秒ずつ追加で加熱。

4 横から軽くトントンたたき空気を入れ、キッチンペーパーを敷いたお皿の上にひっくり返して取り出す。

糖質 1.4g | カロリー 137Kcal | 脂質 8.0g | たんぱく質 9.7g | 食物繊維 10.3g

添えるだけで極上スイーツ♪ ラムチーズカスタード

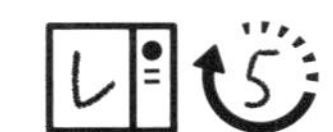

材料 4人分

カッテージチーズ(裏ごしタイプ)または
クリームチーズ…50g

Ⓐ
たまご(M)…1個
ラカントS(砂糖)…25g

無調整豆乳*1…100mℓ
バニラエッセンス*2…3滴
ラム酒*2…小さじ1

*1　牛乳でもOK。成分が調整されたものはダマになりやすい。　*2　どちらかにしてもOK。

作り方

1 耐熱ボウルにカッテージチーズ、または室温に戻して柔らかくしたクリームチーズを入れ、泡だて器で混ぜてクリーム状にし、Ⓐを入れて混ぜる(多少ダマが残っていてもOK)。

2 無調整豆乳を少しずつ入れてその都度混ぜる。

3 レンジ600Wでラップをせず1分半加熱して混ぜる。

4 こまめに10～30秒ずつ加熱し、ふわっと上がってきたらその都度取り出してよく混ぜる（沸騰させないよう注意）。

5 混ぜたときに軽く筋が残るくらいになったら、バニラエッセンスとラム酒を入れて混ぜ、粗熱がとれたら冷蔵庫で冷やして完成。

糖質	カロリー	脂質	たんぱく質	食物繊維
0.7g	49Kcal	2.7g	4.8g	0.1g

混ぜるだけ！ ヨーグルトチーズクリーム

材料 マスカルポーネチーズ…50g*1（もしくはカッテージチーズ〈裏ごしタイプ〉…100g）
ギリシャヨーグルト（無糖）*2…100g
ラカントS（砂糖）…15g（カッテージチーズの場合20g）

*1 室温に戻して柔らかくしたクリームチーズでもOK。 *2 水切りヨーグルトでもOK。

作り方 材料すべてを混ぜ合わせて、ラカントSを完全に溶かしきる。
濃厚にしたい場合はチーズの割合を増やす。

マスカルポーネチーズの場合（全量）

糖質	カロリー	脂質	たんぱく質	食物繊維
6.8g	199Kcal	14.1g	12.8g	0g

カッテージチーズの場合（全量）

糖質	カロリー	脂質	たんぱく質	食物繊維
6.1g	177Kcal	4.4g	28.2g	0g

炊飯器であっという間にできる！ 糖質控えめあんこ

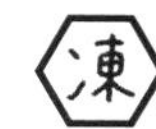

材料 約500g分
小豆*1…150g　水…600mℓ+150mℓ
ラカントS（砂糖）…80g　塩…2g

*1 大納言などでもOK。

作り方

1 小豆を水洗いして水気を切り炊飯器に入れ、水600mℓを加え炊飯。

2 一度電源を切り、ラカントS、塩、残りの水150mℓを加えてかき混ぜ、もう一度炊飯する（炊飯器によって仕上がりが異なるので、2度目の水分量や炊飯時間は調整が必要な場合も）。

3 炊き終わったら、小豆を好みの粒加減になるようつぶし混ぜる。

4 冷まして保存容器に入れ、冷蔵庫で保存する（小分けにして冷凍保存可）。

糖質	カロリー	脂質	たんぱく質	食物繊維
5.2g	46Kcal	0.3g	3.1g	3.7g

*50gあたり

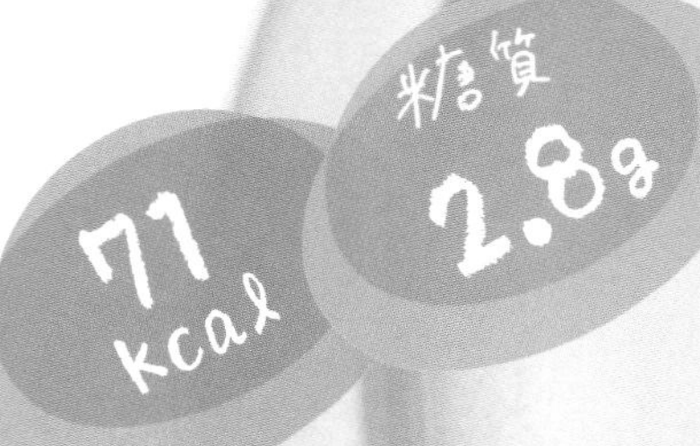

memo カットする際は思いきって！　冷蔵庫でしっかり寝かせると崩れにくい。

断面が映える！

ふわふわいちごサンド＆オープンフルーツサンド

生クリームより
さっぱり！

Kiwi
Strawberry
Banana

163
kcal
糖質
12.2g

memo フルーツをすき間なく敷きつめるときれいな仕上がりに。

花咲いたサンド

たまごサラダはマヨネーズ少量で低カロリー！

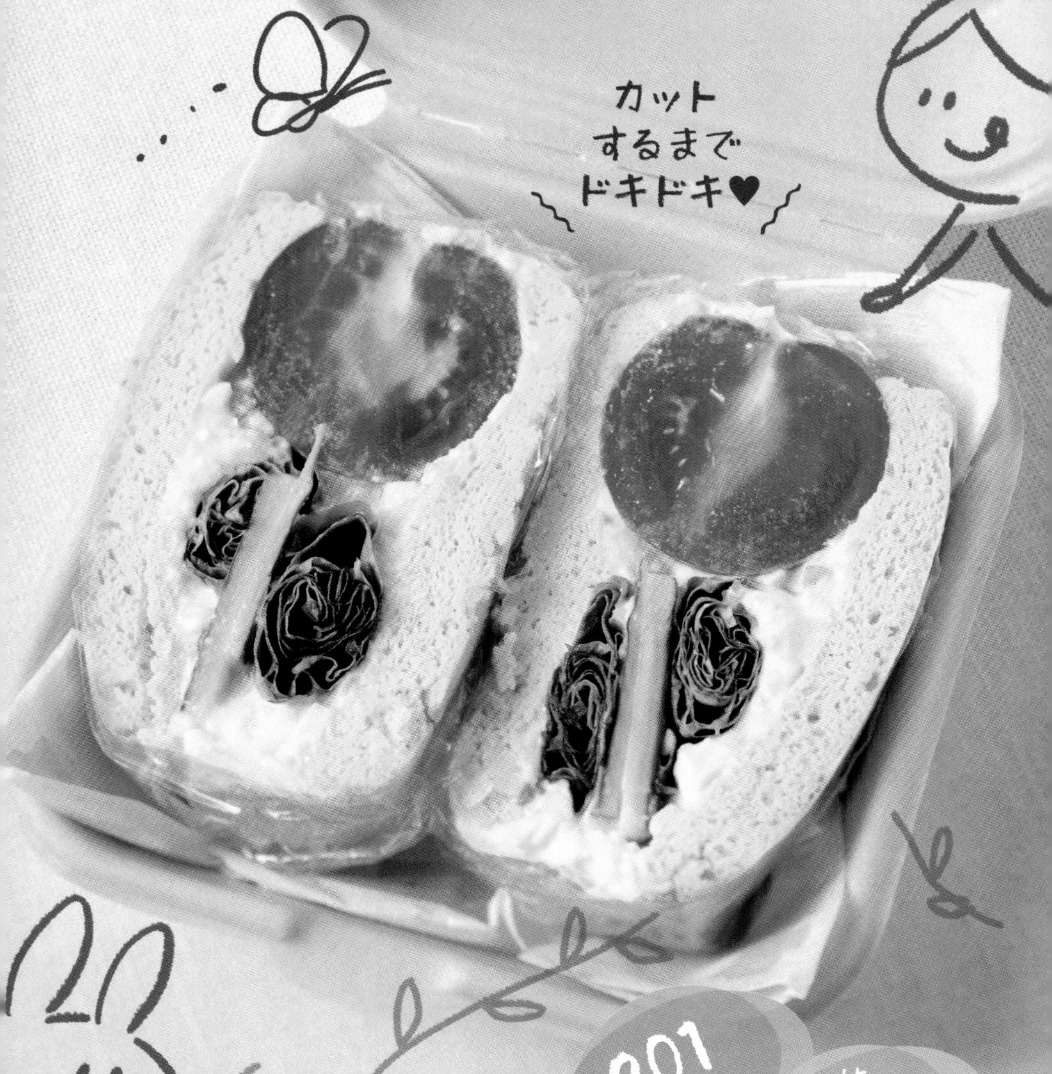

カット
するまで
ドキドキ♥

201
kcal

糖質
4.3g

memo
包んだラップの上からカットするところに印をつけておくときれいに切れます。

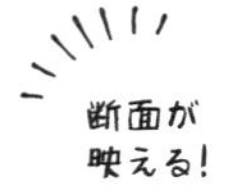

ふわふわいちごサンド&オープンフルーツサンド

ふわふわいちごサンド 4カット分

ココアおから蒸しパン

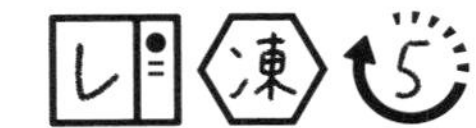

材料 13cm×13cm×5.5cm(または底11cmの丸形)耐熱性ガラス容器　1個分

Ⓐ
- おからパウダー(超微粉)…13g
- ココアパウダー…7g
- ラカントS(砂糖)…20g
- 塩…0.2g

Ⓑ
- たまご(M)…1個
- アーモンドミルク(無糖)*1…60mℓ
- バニラオイル*2…5滴

ベーキングパウダー…3g

*1　牛乳でもOK。
*2　バニラエッセンス(少し多め)代用OK。

中身

材料 いちご…5個　　ヨーグルトチーズクリーム(P15)…約130g

作り方

1. Ⓐを合わせて泡だて器で混ぜる。
2. Ⓑを加えてダマがなくなるまで混ぜる。
3. ベーキングパウダーを加えてさっくり混ぜ、容器に生地を流し込む。レンジ600W約3分加熱。表面がベタついているようなら10秒ずつ追加で加熱。
4. 容器の横から軽くトントンたたき空気を入れ、キッチンペーパーを敷いたお皿の上にひっくり返して取り出し冷ます。
5. ココアおから蒸しパンを横1/2にスライスし、ラップの上に片方のおから蒸しパンを置き、ヨーグルトチーズクリームを1/3ほど塗る。
6. いちごを置き、すき間ができないよう残りのクリームで隠し、もう片方のおから蒸しパンを重ねる。
7. ラップでぴったり包み、30分以上冷蔵庫で寝かせてなじませ、蒸しパンの対角線で4等分にカットする。

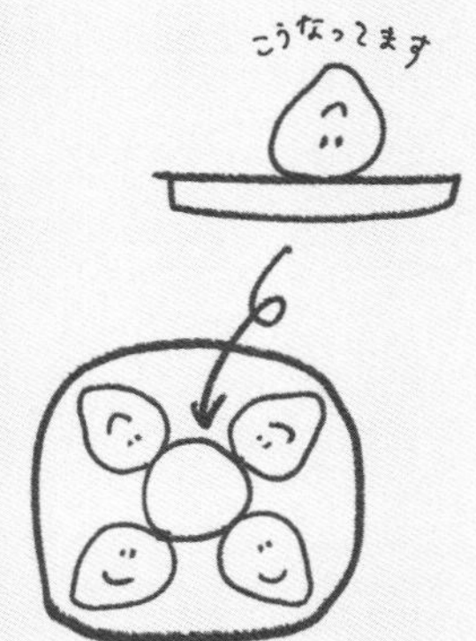

糖質 2.8g | カロリー 71Kcal | 脂質 3.0g | たんぱく質 7.0g | 食物繊維 3.0g

*1カット分

オープンフルーツサンド 1個分

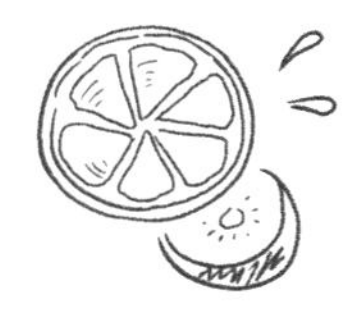

材料 好みのおから蒸しパン(写真はP10ふわしっとり)…横1/2スライス
みかん、バナナ、キウイ、マスカットなど好みのフルーツ…適量
ヨーグルトチーズクリーム(P15)…約80g
メープルシロップ・アガベシロップなど、ブラックペッパー(好みで)…各適量

作り方

1. フルーツは5mm幅にカットしておく。
2. おから蒸しパンにクリームを塗り、P16の写真を参照しフルーツを並べる。
3. 端を切り落として形を整える(シロップとブラックペッパーをかけるとワインに合うスイーツ風になる)。

糖質 12.2g | カロリー 163Kcal | 脂質 5.0g | たんぱく質 15.6g | 食物繊維 4.4g

カット するまで ドキドキ♥

花咲いたサンド

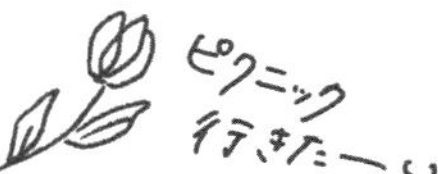

材料 2人分

食事系おから蒸しパン(P11)…1個
ミディトマト…1個
グリーンリーフレタス…2枚
きゅうりの皮…8cmくらい

たまごサラダ

たまご…2個
玉ねぎ(みじん切り)*1…1/8個
Ⓐ
カッテージチーズ…40g
マヨネーズ…5g
ラカントS(砂糖)…2g
塩…0.8g

*1 辛みが気になる場合は、水にさらすか、レンジで加熱して冷ましたものを使う。

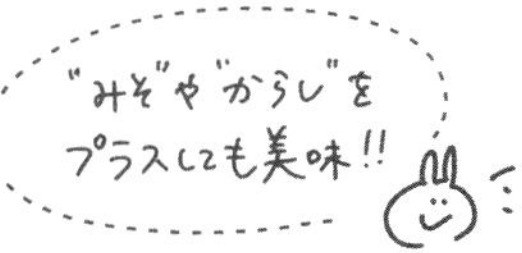

作り方 たまごサラダ

たまごを固めにゆでる。白身は角切りにし、黄身、玉ねぎ、Ⓐとあえる。

サンド

1. 食事系おから蒸しパンを横1/2にスライスし、トーストする。
2. 大きめにカットしたラップの上に片方の蒸しパンを置き、下図のように具材を重ねていく。

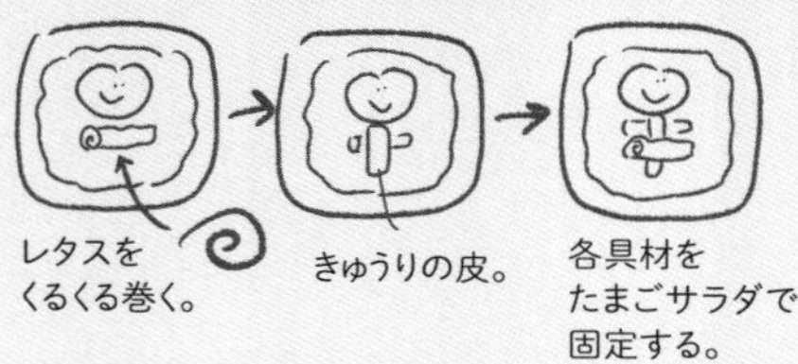

3. もう片方の蒸しパンをかぶせてラップでぴったり包む。
4. しばらく冷蔵庫でなじませ、1/2にカットする。(カットするところにラップの上から印をつけておくとよい)

糖質 4.3g | カロリー 201Kcal | 脂質 12.2g | たんぱく質 16.4g | 食物繊維 5.2g

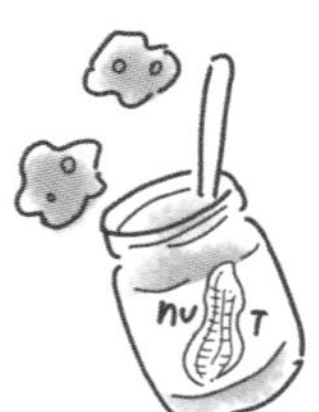

ナッツバターおからマフィン

ナッツバターとはナッツ類をペースト状にしたもの。
好みのナッツバターで作ってみて！

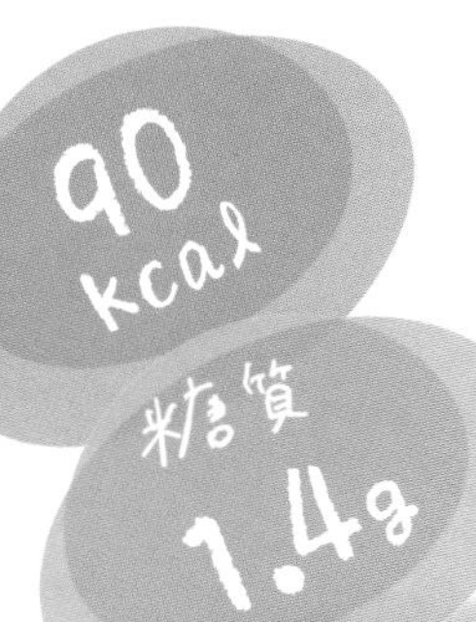

プレーン
おから
マフィンも
掲載♪

Orange & Chocolate

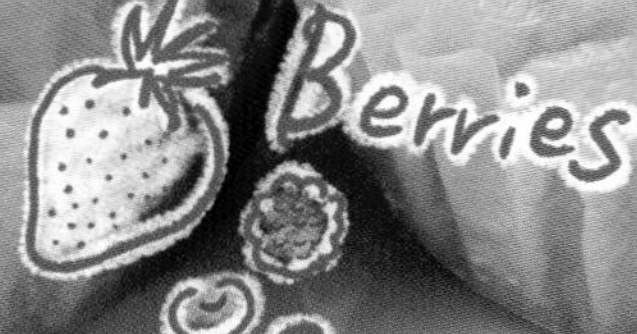

& Cheese

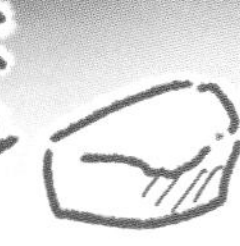

おうちに
ナッツバター
余ってない？

memo グラシンカップはシリコン加工されたものがおすすめ。

シンプルおからパンケーキ

ダイエット中でもパンケーキが食べられる！
トッピングなしでもおいしい！

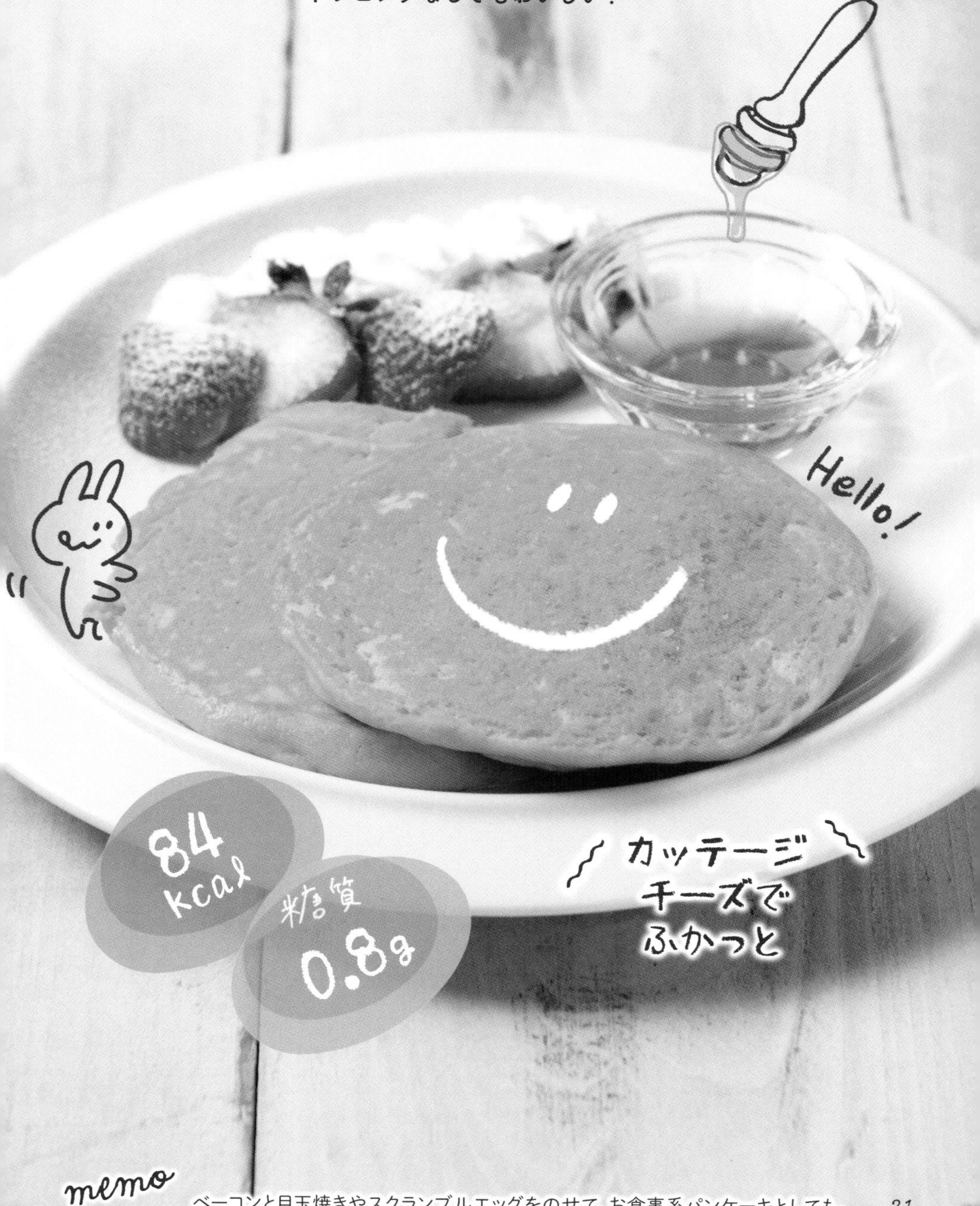

Hello!

84 kcal

糖質 0.8g

カッテージチーズでふかっと

memo ベーコンと目玉焼きやスクランブルエッグをのせて、お食事系パンケーキとしても。

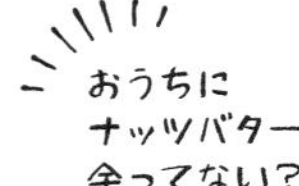

ナッツバターおからマフィン

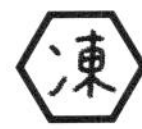

材料 底5cm、高さ3cmのグラシンカップ　3個分

ナッツバター(無糖・有塩)*1…15g
(プレーンおからマフィン　バター(有塩)…10g)

Ⓐ
- たまご(M)…1個
- ラカントS(砂糖)…25g
- 塩…0.4g
- バニラオイル*2…5滴

おからパウダー(超微粉)…20g
無調整豆乳*3…80mℓ
ベーキングパウダー…2g

〈トッピング〉
ミックスベリー×クリームチーズ、
ドライオレンジ×チョコレート、
バナナ×ナッツ　など
好みの組み合わせ…適量

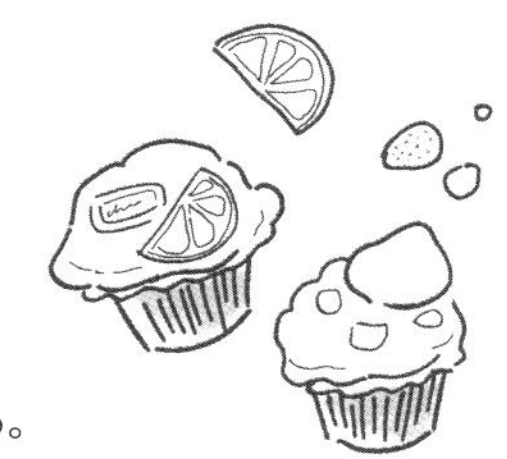

*1　ピーナッツバターやアーモンドバター、ピスタチオバターなどもおすすめ。
*2　バニラエッセンス(少し多め)代用OK。
*3　豆乳の量はおからパウダーの吸水性によって要調整。また、豆乳の一部をヨーグルトにすると、よりしっとり。

作り方

1. オーブンを180度に予熱する。
2. 室温に戻したナッツバターを泡だて器で混ぜ、Ⓐを入れてよく混ぜる。
3. おからパウダーを入れてヘラでさっくり混ぜ、豆乳を少しずつ加えて生地をのばしていく。混ぜたらしっかり形が残るくらいのゆるさがベスト(プレーンおからマフィンの場合はここで溶かしバターを加えて混ぜる)。
4. ベーキングパウダーを入れてさっくり混ぜ、マフィン型にセットしたグラシンカップに生地を等分して入れ、好みのトッピングをする(写真はナッツバターおからマフィンに「ミックスベリー×クリームチーズ」、プレーンおからマフィンに「ドライオレンジ×チョコレート」のトッピング)。
5. オーブン180度で約20～25分焼く。

ナッツバターおからマフィン(1個分)

糖質	カロリー	脂質	たんぱく質	食物繊維
1.4g	90Kcal	5.9g	5.6g	4.7g

プレーンおからマフィン(1個分)

糖質	カロリー	脂質	たんぱく質	食物繊維
0.8g	84Kcal	6.1g	4.5g	4.2g

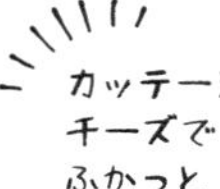

シンプルおからパンケーキ

凍

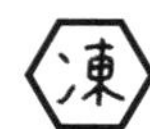

材料 10cmサイズ 2枚分

A
- たまご(M)…1個
- カッテージチーズ(裏ごしタイプ)…20g
- バニラオイル*1…5滴
- ラカントS(砂糖)…20g

おからパウダー(超微粉)*2…15g
アーモンドミルク(無糖)*3…30mℓ*3
ベーキングパウダー…3g

焼く用のオイル
(バターもしくはココナッツオイル)…適量

〈トッピング〉
アガベシロップやメープルシロップ…適量
ホイップクリームや好みのフルーツ…適量

カッテージチーズは
高たんぱく
低脂質
だからダイエット中にぴったり♥

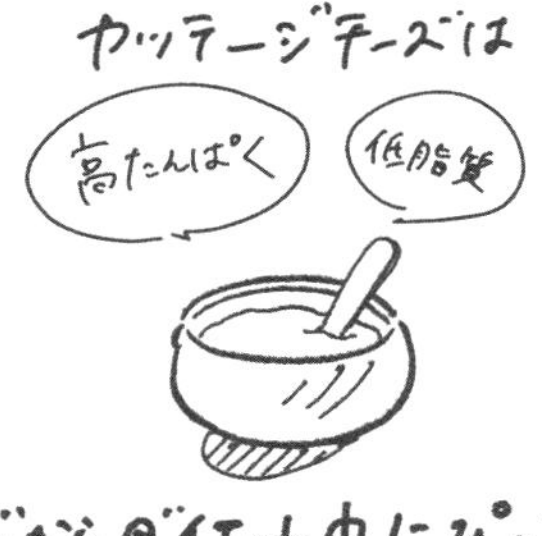

*1 バニラエッセンス(少し多め)代用OK。
*2 おからパウダー12g、アーモンドプードル8gにすると、より香ばしさアップ!
*3 好みのミルクでOK。おからパウダーの吸水性によって量は要調整。

作り方

1. Aをボウルに入れてよく混ぜる。
2. おからパウダーを加えて混ぜる。
3. アーモンドミルクを少しずつ加えて生地をのばす。混ぜたら筋が残りすっと消えるくらいのゆるさがベスト!
4. ベーキングパウダーを入れてさっくり混ぜる。
5. フライパンにオイルを熱し、10cmくらいの大きさになるように生地を広げる。ふたをして弱火でじっくり焼き、ふっくらして表面が乾燥してきたら(フライ返しで動かしたときに、生地が流れないタイミング)裏返す。
6. 裏面も同様に焼く。
皿に盛りつけ、好みでフルーツやホイップクリームを添え、シロップをかける。

食事系パンケーキにも

糖質	カロリー	脂質	たんぱく質	食物繊維
0.8g	84Kcal	5.0g	6.5g	4.9g

*1枚分

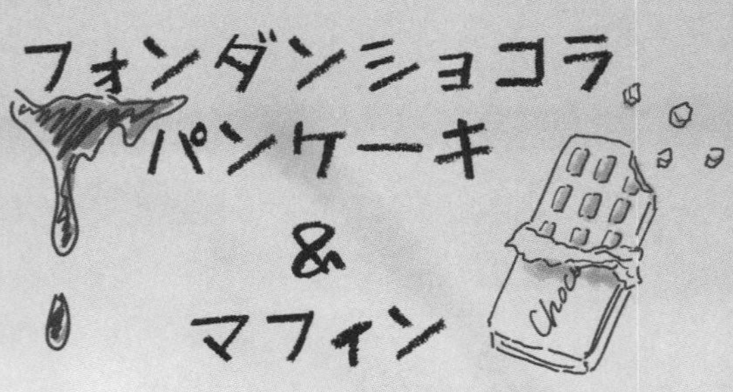

フォンダンショコラパンケーキ&マフィン

チョコ好きにはたまらない！
マフィンはレンジで作れます。

148kcal
糖質 4.4g

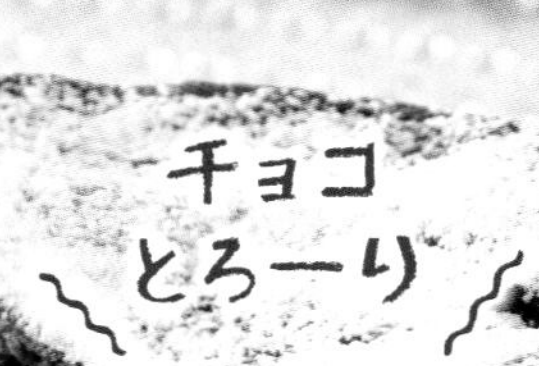

memo フォンダンショコラマフィンのチョコの量は好みで加減してOK。

チョコ
とろーり♥

フォンダンショコラパンケーキ

材料 8.5cmサイズ　2枚分

〈ガナッシュ〉
チョコレート
（高カカオがおすすめ）…20g
アーモンドミルク
（無糖）（牛乳でも可）…20mℓ

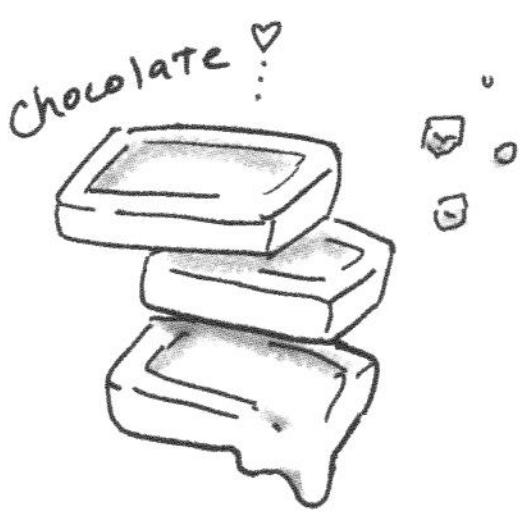

〈生地〉
Ⓐ たまご（M）…1個
Ⓐ カッテージチーズ（裏ごしタイプ）…20g
Ⓐ バニラオイル（なくても可）…5滴
Ⓐ ラカントS（砂糖）…23g
おからパウダー（超微粉）…13g
ココアパウダー…5g
アーモンドミルク（無糖）*1…30mℓ
ベーキングパウダー…3g

焼く用のオイル
（バターもしくはココナッツオイル）…適量

*1　好みのミルクでOK。
　　おからパウダーの吸水性によって量は要調整。

〈トッピング〉
フルーツ、ホイップクリーム、ミント、粉糖、
ココナッツパウダーなど…適量

作り方

ガナッシュ

1 チョコを約一口サイズに割り耐熱容器に入れ、アーモンドミルクをかける。

2 レンジ600W約20秒加熱して溶かし混ぜる。
器などにラップをたるませて張り、そこにガナッシュを1/2ずつ入れ、
巾着のように包み冷凍庫でしっかり冷やし固める。

生地

3 Ⓐをボウルに入れてよく混ぜる。

4 おからパウダーとココアパウダーを加えて混ぜる。

5 アーモンドミルクを少しずつ加えて生地をのばしていく。
混ぜたら筋が残りす〜っと消えるくらいのゆるさがベスト！

6 ベーキングパウダーを入れてさっくり混ぜる。

作り方　フライパンで焼く

7 2つのシリコンパンケーキ型*2の内側とフライパンにオイルを塗る。

8 大さじ2くらい生地を余らせ、それ以外の生地を1/2ずつ型に入れる。

9 温めたフライパンの上に置き、パンケーキにかからないよう、
水を大さじ1（分量外）フライパンに入れ、ふたをして弱火で約5分焼く。

10 一度火を止め、固まったガナッシュを中に押し込み、
上から残りの生地をかけて完全に隠し（*3）、ふたをしてさらに約3分焼く。

11 丁寧にひっくり返してさらに約3分焼く。

12 お皿に盛りつけ、好みでフルーツやホイップ、ミントを添え、
粉糖やココナッツパウダーをかける。

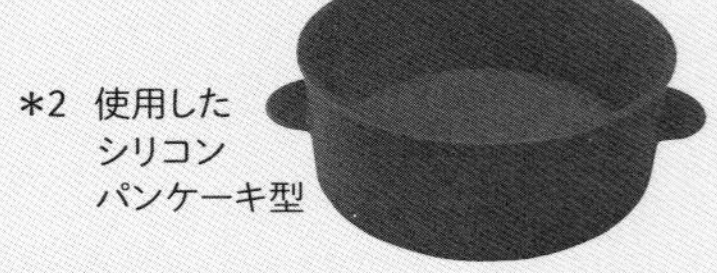

*2 使用した
シリコン
パンケーキ型

*3 できるだけ手早く行う。
ガナッシュがはみでないように気を付けて。

糖質	カロリー	脂質	たんぱく質	食物繊維
4.4g	148Kcal	9.7g	7.9g	6.4g

*1枚分

チョコとろ〜り♥

フォンダンショコラマフィン

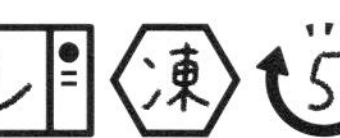

材料　底5cmのシリコンカップ*1　4個分

〈生地〉
フォンダンショコラパンケーキと同じ
チョコレート…30g（7.5g×4個分）

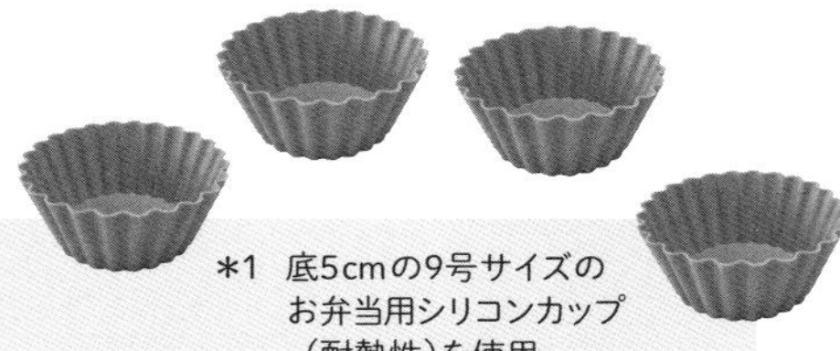

*1 底5cmの9号サイズの
お弁当用シリコンカップ
（耐熱性）を使用。

作り方

1 パンケーキと同様に生地を作る。

2 シリコンカップに生地を3分目くらいのところまで入れ、
一口サイズに割ったチョコを7.5gずつそっと浮かべ、残りの生地を入れて隠す。

3 レンジ600W約2分半〜3分加熱し、表面が乾燥して型から外れればOK。
3分以上加熱するとチョコが固まることがあります。

糖質	カロリー	脂質	たんぱく質	食物繊維
3.0g	87Kcal	5.8g	4.2g	3.4g

*1個分

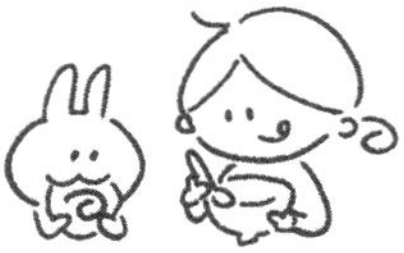

糖質オフの強い味方！

Chapter 2

オートミールレシピ

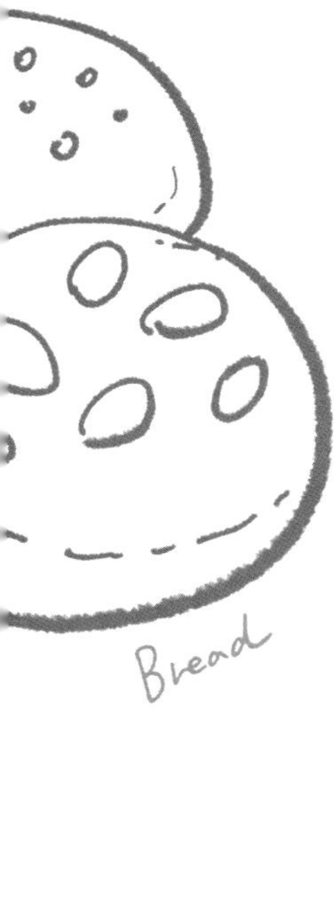

Bread

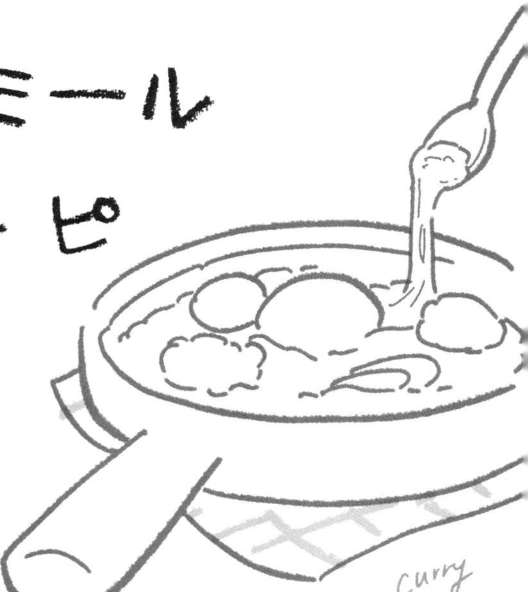

Baked cheese curry

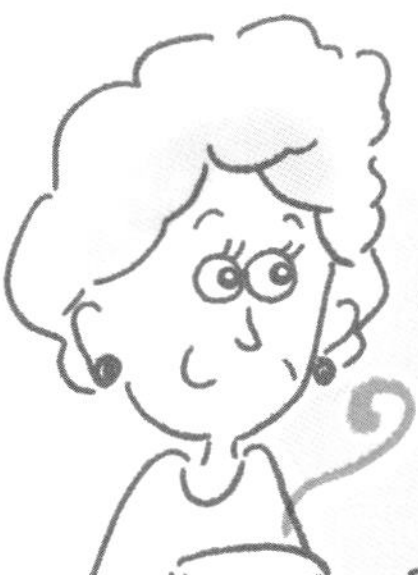

good morning!

ハワイのすこし冷える朝、
ホストマザーが出してくれた
あま〜いオートミール粥が
オートミールとの出会いです

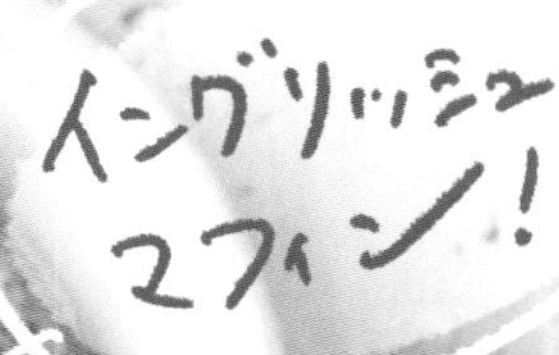

85
kcal

糖質
9.6g

たんぱく質
たっぷり

オートミール イングリッシュマフィン & コクうま エッグベネディクト

オートミールは糖質制限の強い味方。
いろんなレシピに挑戦してみて！

285
kcal

糖質
11.5g

memo マフィンが固くなった場合、ラップしてレンジ約20秒加熱するとふわもち感が復活。

オートミールについて

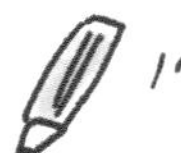

オートミールとは、オーツ麦（燕麦〈えんばく〉）を脱穀して調理しやすく加工したものです。

特徴 1

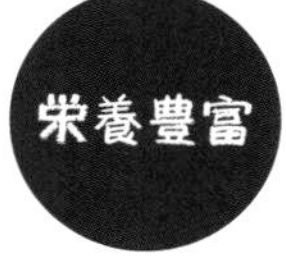

腸内環境を整える食物繊維たっぷり！　美と健康のために大切なミネラルやビタミンも豊富。

特徴 2

低糖質
・
低GI

白米よりも糖質控えめ（一食分で比較）。GI値も低く、肥満や糖尿病の原因になる血糖値の急上昇を防ぐことができる。

特徴 3

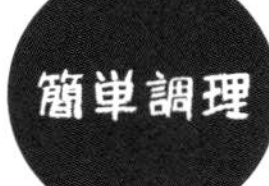

ふやかすだけで食べられるので、調理がとにかく簡単！　オートミールごはんなら電子レンジ加熱で1分！

＊オートミールごはんの詳しい作り方はP77参照。

この本で使っているオートミールの種類

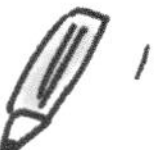

ロールドオーツ

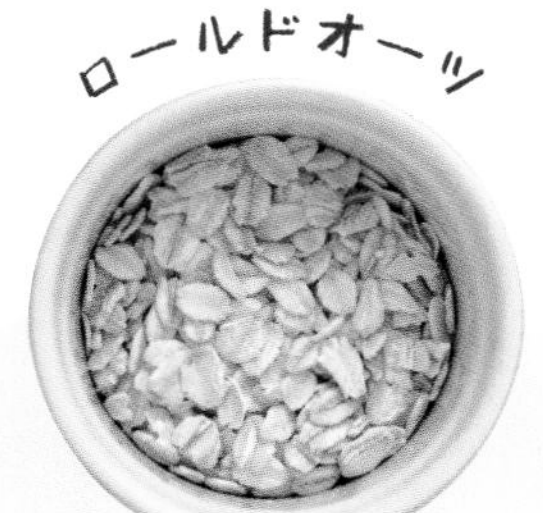

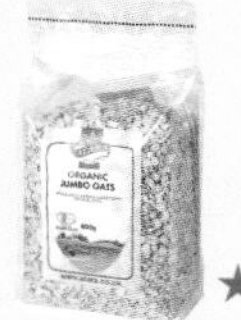

★ アララ　オーガニック ジャンボオーツ（800g）（富澤商店）

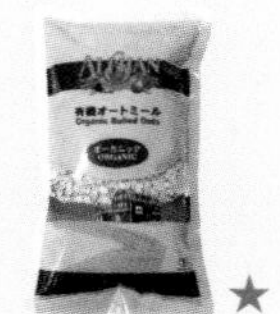

★ 【有機JAS】オートミール（500g）（富澤商店）

粒がしっかりしていて、お米のように食べたいときに最適。同じロールドオーツでも、粒感がしっかりした厚みのあるものがおすすめ。

クイックオーツ

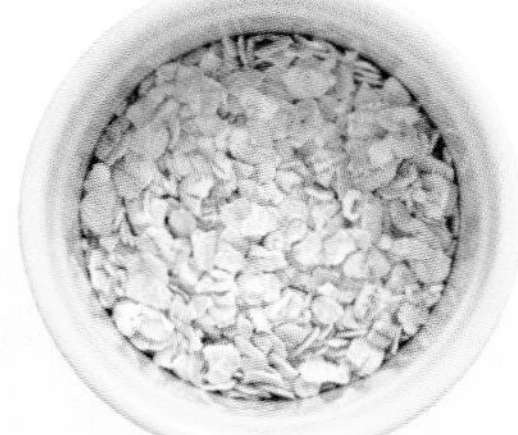

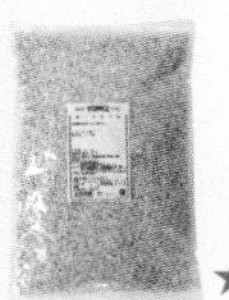

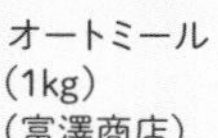

★ オートミール（1kg）（富澤商店）

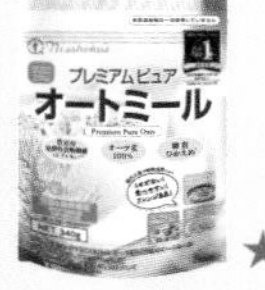

★ 日食プレミアム ピュア オートミール（340g）（日本食品製造合資会社）

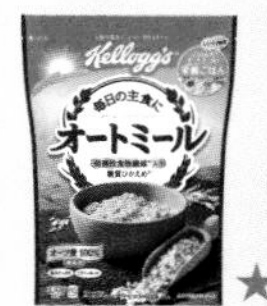

★ オートミール〈インスタントオーツ〉（330g）（ケロッグ）

ロールドオーツを調理しやすいよう細かくしたもので、味をつけるお粥やリゾットにぴったり。また、パンやお菓子作りにも使いやすい。

＊商品によって吸水性に多少差があるため、水分量の調整が必要な場合があります。
＊★マークの商品はP128に購入先などを掲載しています。

オートミールイングリッシュマフィン

凍

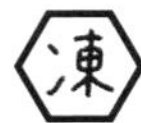

材料 底10cm×10cm（丸型でもOK）耐熱性ガラス容器　1個分

Ⓐ
- 卵白…35g（M ～ L約1個）
- カッテージチーズ（裏ごしタイプ）…30g
- オートミール（クイックタイプ）…30g
- ラカントS（砂糖）…4g

アーモンドミルク（無糖）*1…20mℓ
ベーキングパウダー 4g

加熱中ふくらむので
高さのある容器で！

*1　牛乳、プレーンヨーグルト（無糖）、無調整豆乳でもOK。

作り方

1 Ⓐを耐熱性ガラス容器に入れて、よく練り混ぜる。

2 アーモンドミルクを入れてさらに粘り気が出るまでよく混ぜる。

3 ベーキングパウダーを入れてさっくり混ぜる。

4 ラップなしレンジ600W約3分半加熱する。

5 お皿をかぶせてひっくり返し、
しばらく置いておくと生地がはがれて落ちてくる。
落ちてこないようなら、その状態で10秒ほど追加加熱する。

6 べたつきがなくなるまで冷ました後、半分にスライスし、
薄くオイルを塗ったホイルにのせて、両面こんがり焼き色がつくまでトーストする。

ガリガリに焼くと
香ばしくておいしいっ
固くなったらラップに包んで
レンチンしてみてね〜

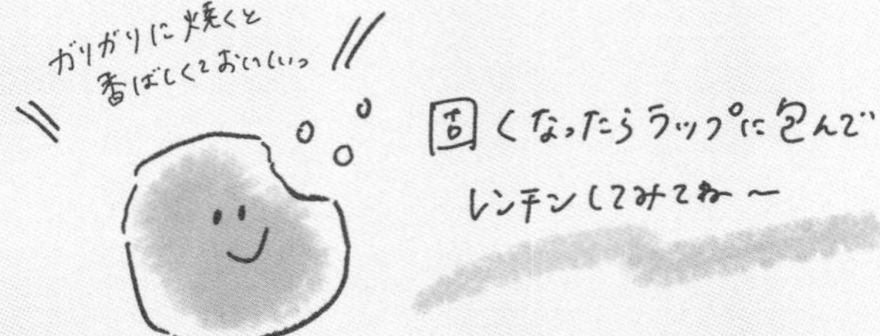

糖質	カロリー	脂質	たんぱく質	食物繊維
9.6g	85Kcal	1.8g	6.7g	1.8g

*1/2スライス分

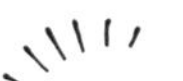

たんぱく質たっぷり

コクうまエッグベネディクト

材料 1人分

オートミールイングリッシュマフィン（P30）*1…1/2スライス
アボカド（スライス）…1/4個
スモークサーモン*2…2切れ
温泉たまご…1個

〈オランデーズソース　2食分〉
卵黄…1個
ギリシャヨーグルト（無糖）または
　水切りヨーグルト…20g
レモン汁…数滴
味噌…3g（小さじ1/2）
塩…0.4g
こしょう…少々
パプリカパウダー（あれば）…適量

ハワイのおしゃれカフェ風に！
オランデーズソースは
好みのとろみ加減で♪

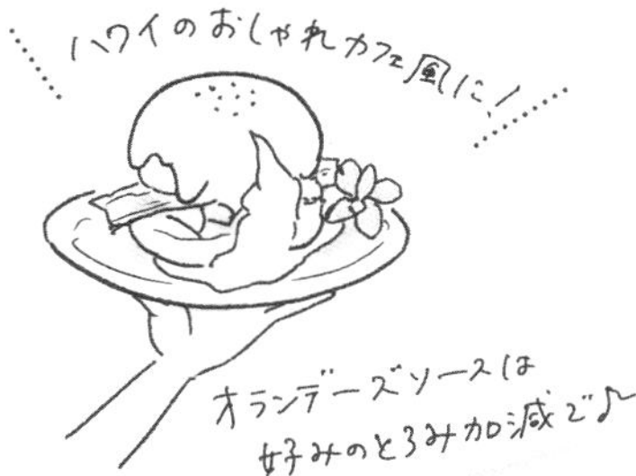

*1　好みのパンでOK。
*2　カリカリに焼いたベーコンもおすすめ！

作り方

オランデーズソース

耐熱容器にオランデーズソースの材料をすべて入れて、
レンジ600W10～20秒ずつ2～3回ほど加熱。
その都度スプーンの背ですり混ぜ、適度にとろみがついたら、茶こしでこす。

温泉たまご（Mサイズ4個分）

1. 鍋に1ℓの水を入れ、沸騰したら火からおろし、さらに200㎖の水を加える。
2. 冷蔵庫から取り出したたまごをお玉でゆっくり鍋底に沈め、ふたをして約15分放置する。
3. 鍋からたまごを取り出し、冷水につけて冷ましたら完成。

放置するだけ♪
うまくいくかな…

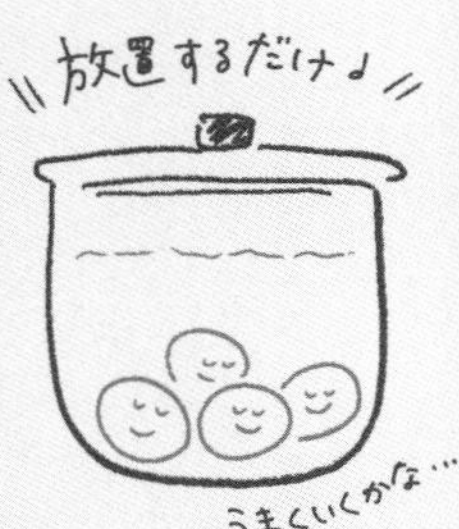

エッグベネディクト

1. カリカリにトーストしたオートミールイングリッシュマフィンに、アボカド、スモークサーモン、温泉たまごの順にのせる。
2. オランデーズソースをかけ、好みでパプリカパウダーをふる。

糖質 11.5g ｜ カロリー 285Kcal ｜ 脂質 16.6g ｜ たんぱく質 21.6g ｜ 食物繊維 3.4g

オートミール塩パン

素朴なおいしさ、発酵いらず！
オーブン予熱中に生地ができちゃう。

66
kcal
糖質
6.3g
あんバターにも
バーガーにも
ふかっと、
香ばしい♪

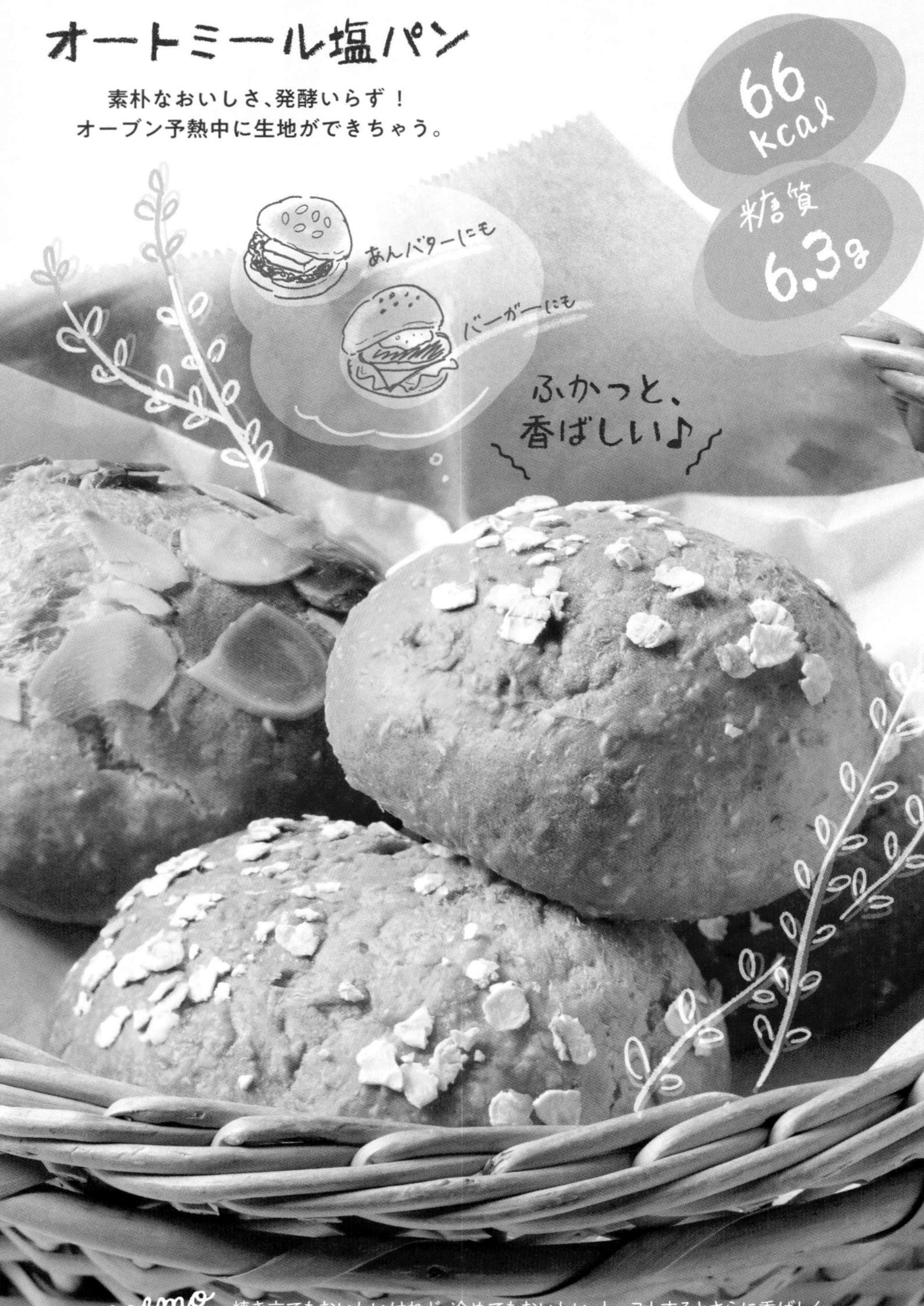

memo 焼き立てもおいしいけれど、冷めてもおいしい。トーストするとさらに香ばしく。

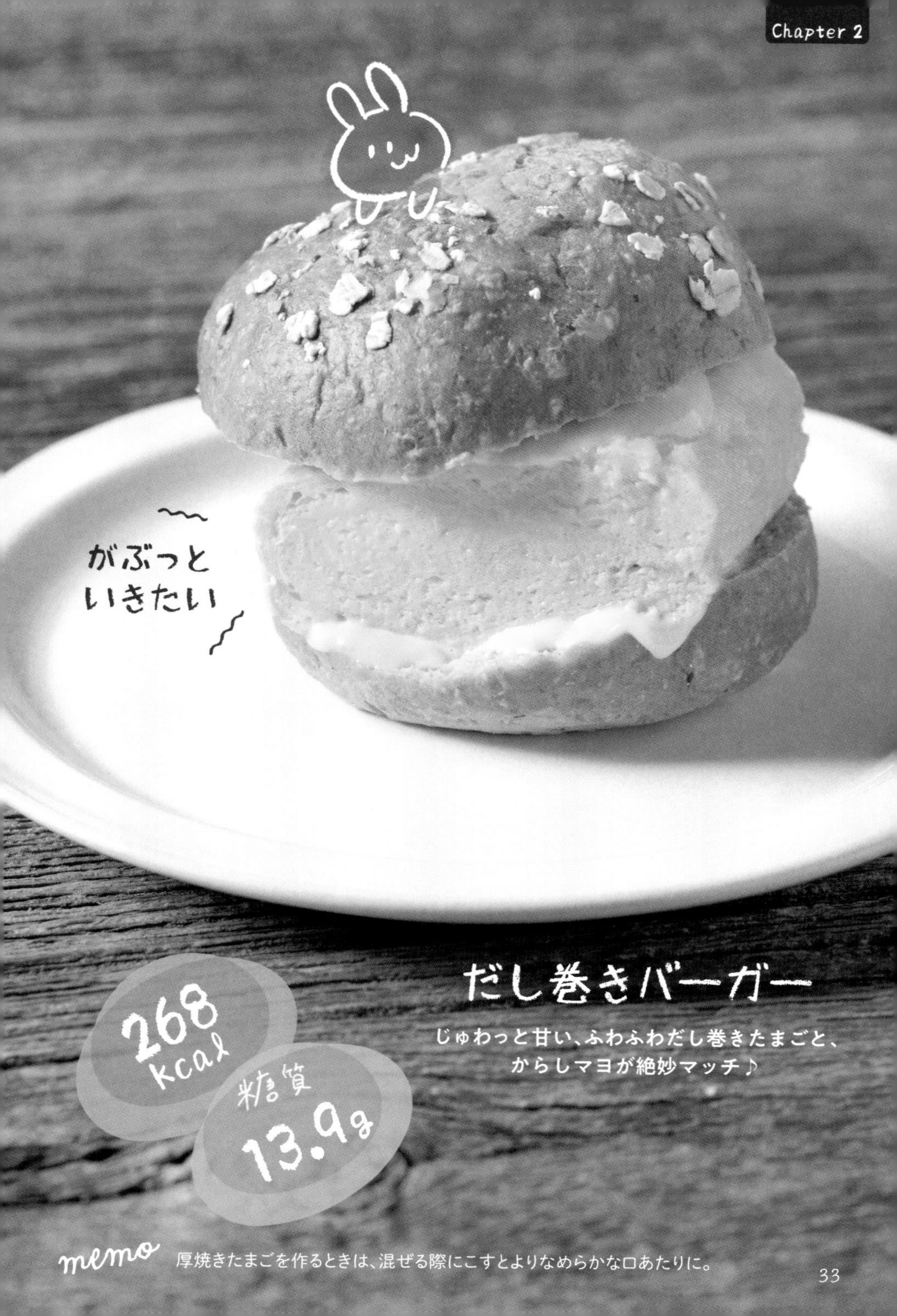

がぶっと
いきたい

だし巻きバーガー

じゅわっと甘い、ふわふわだし巻きたまごと、
からしマヨが絶妙マッチ♪

268 kcal
糖質 13.9g

memo 厚焼きたまごを作るときは、混ぜる際にこすとよりなめらかな口あたりに。

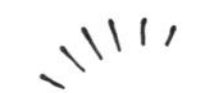

ふかっと、香ばしい♪

オートミール塩パン

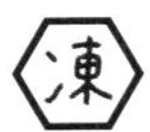

材料 プチサイズ：4個分またはバンズサイズ：2個分

A
オートミール（クイックタイプ）…40g
水…20mℓ
たまご（M）…1個
カッテージチーズ（裏ごしタイプ）*1…30g
塩…0.8g
ラカントS（砂糖）…7g

B
サイリウム（オオバコ）*2
ベーキングパウダー…各5g

*1　水切りヨーグルトやクリームチーズでもOK。
*2　詳細はP50参照。

〈トッピング〉
粗塩&オートミール、アーモンドスライスなど
　好みで…適量

〈より低糖質にしたい場合の分量〉
*香ばしさがアップし、
　甘い系に合わせるときにおすすめ。

オートミール…40g
↓
オートミール…30g
＋
アーモンドプードル…20g

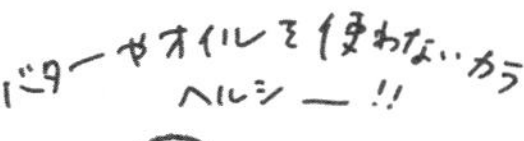

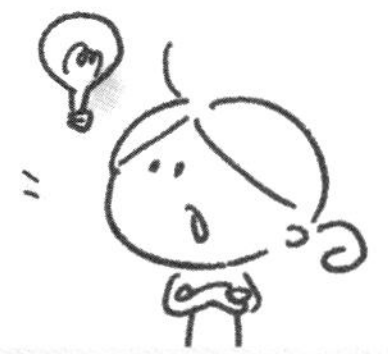

作り方

1 オーブンを200℃に予熱する。

2 Aをボウルに入れて、よく混ぜる。

3 Bを加えて数分練り混ぜる。
サイリウムが吸水し、生地が徐々に固くなってくる。

4 手を軽く濡らして4等分（バンズサイズの場合は2等分）にした生地を丸め、丸餅のような形にする。

5 均一に膨らむよう上面に十字の切り込みを入れ（2mm程度）、水で軽く濡らした指先でパンの表面をなでて濡らす。

6 好みのトッピングをし、オーブン200℃で約17分焼く。

糖質 6.3g | カロリー 66Kcal | 脂質 2.4g | たんぱく質 4.4g | 食物繊維 2.2g

*プチサイズ1個分

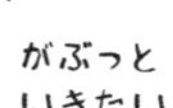

がぶっと
いきたい

だし巻きバーガー

材料 1個分

オートミール塩パン
（バンズサイズ）（P34）…1個

〈だし巻きたまご　2人分〉

Ⓐ
たまご（M）…3個
白だし（10倍濃縮のもの）…小さじ2
ラカントS（砂糖）…10g
水…大さじ3

〈からしマヨネーズ　1人分〉

Ⓑ
からし（チューブタイプ）
…1〜2cm（好みで調整）
マヨネーズ…大さじ1/2

焼く用のオイル…適量

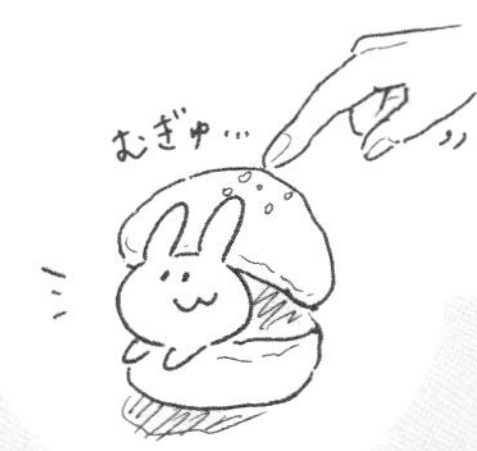

作り方 だし巻きたまご

1 ボウルにⒶを入れ、白身を切るように混ぜる。

2 たまご焼き用フライパンに、オイルを熱して
キッチンペーパーなどで塗り広げ、生地の1/3量を流し入れる。

3 気泡を菜箸（さいばし）でつぶしながら中火で焼き、
ある程度火が通ったら端から三つ折りにして奥に寄せる。

4 残りの生地の1/2を入れ、フライパンを傾けて端に寄せた玉子焼きの下にも
生地を広げる。同様に焼き、全体的に火が通ったら三つ折りに。

5 残りの生地も同様にし、最後につなぎ目をフライパンに押し当てて形を整える。

6 粗熱がとれたら1/2にカットする。

豆腐を使ってよりカロリーオフ

たまご3個→2個、水大さじ3→大さじ1、絹豆腐70g追加。
最初に豆腐を泡だて器でクリーム状によく混ぜておき、その後は同様に作る。

サンド作り

1 Ⓑを混ぜてからしマヨネーズを作る。
オートミール塩パンを半分にスライスし、お好みでトーストする。

2 塩パンの下半分に1/2のからしマヨネーズを塗り、だし巻き、
残りのからしマヨネーズ、塩パンの上半分の順にのせる。

糖質 13.9g ｜ カロリー 268Kcal ｜ 脂質 14.7g ｜ たんぱく質 19.0g ｜ 食物繊維 4.5g

なっとうふクリームリゾット

優しい和風だしに癒やされる♪
これだけでおなかいっぱい、ダイエットの強い味方！

318 kcal
糖質 17.9g
ふわとろ
たんぱく質たっぷり！

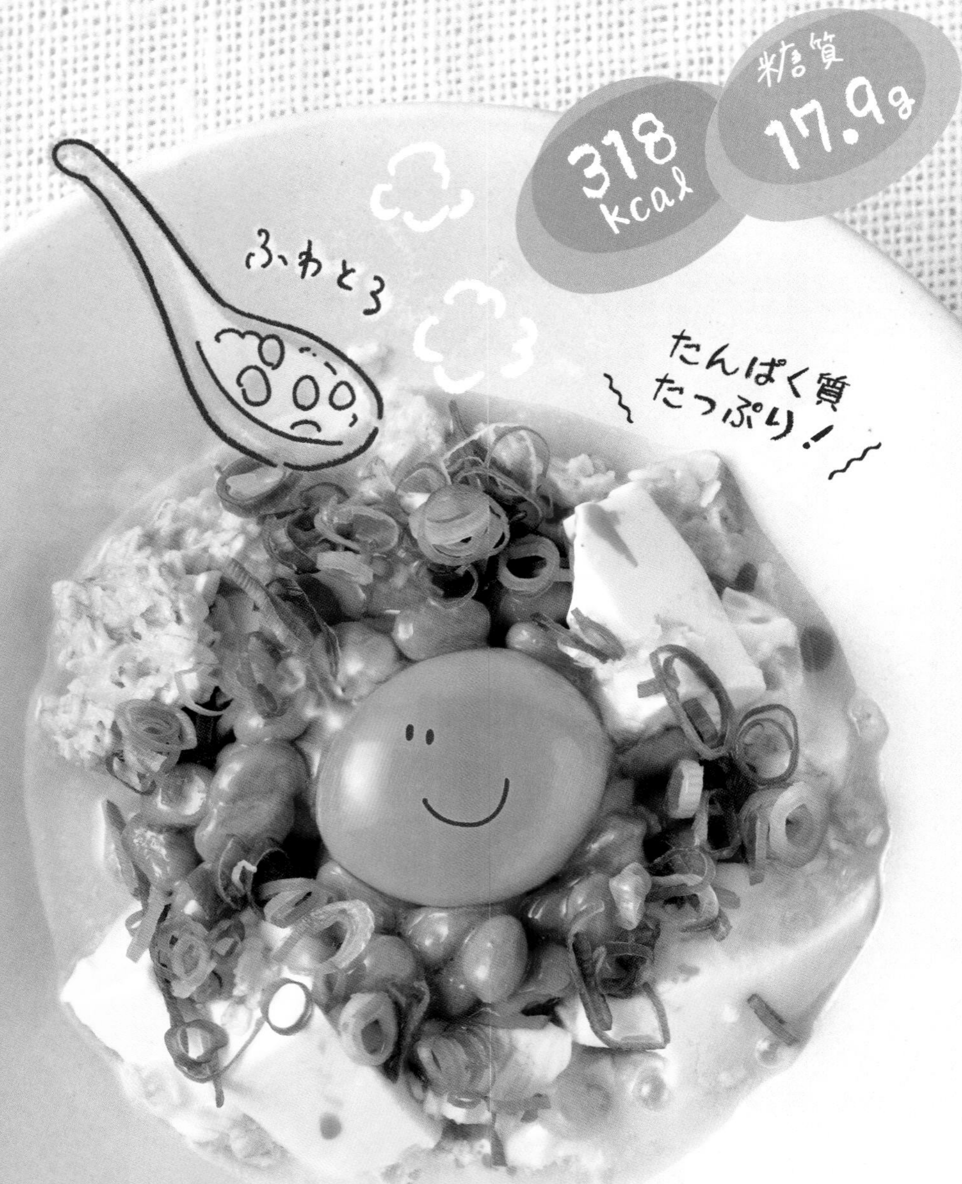

memo 納豆に混ぜるしょう油の量は、リゾットの味をみて調整を。

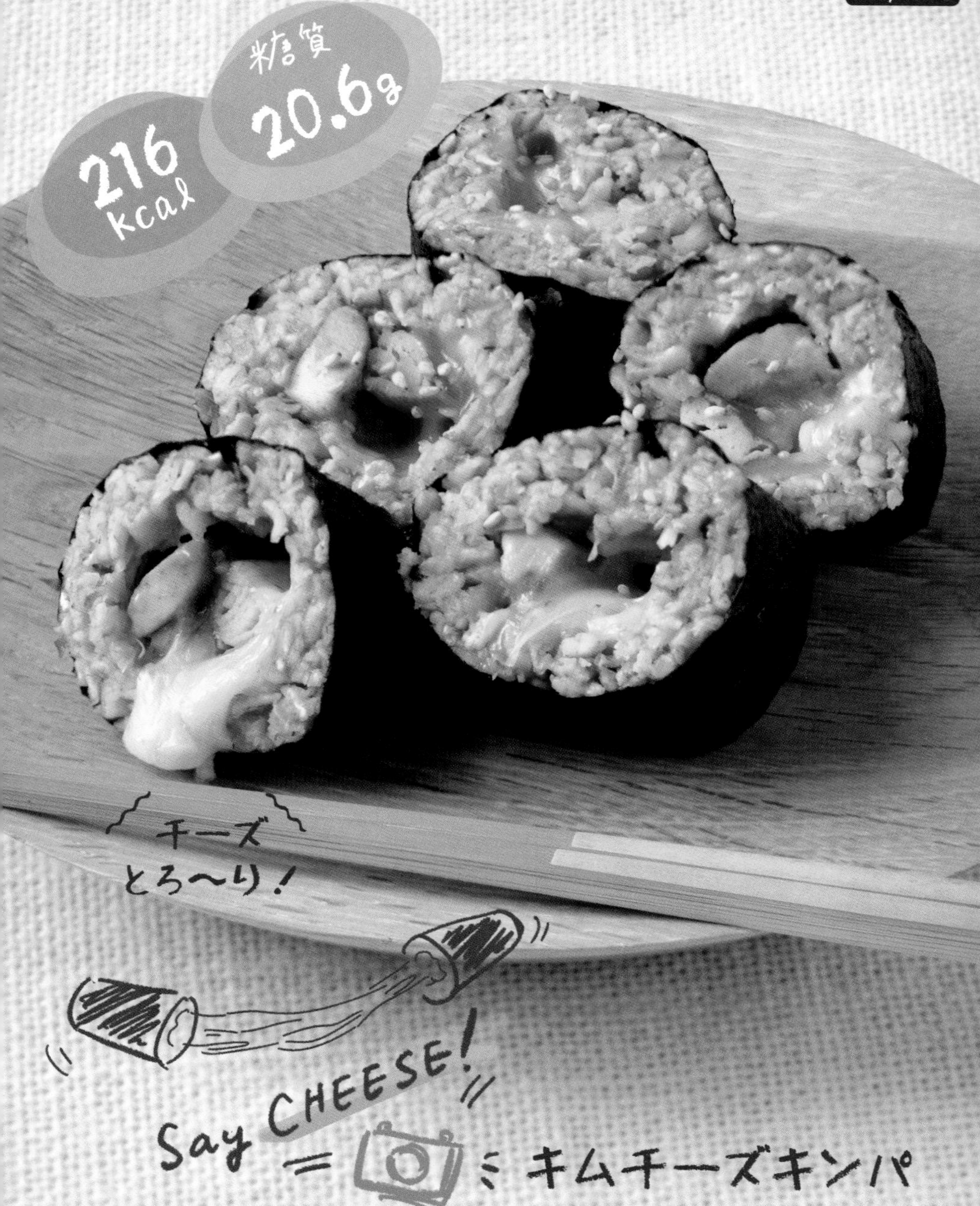

Say CHEESE!

キムチーズキンパ

熱々でおいしい〜！
おうちで韓国旅行気分♪

memo 巻くときは、しっかり巻くのがポイント！　崩れやすいので、厚めに切るのがおすすめ。

たんぱく質
たっぷり！

なっとうふクリームリゾット

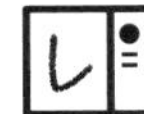

材料 1人分

オートミール（クイックタイプ）…18g
無調整豆乳…50mℓ
絹豆腐…150g
白だし（10倍濃縮のもの）…小さじ2
薬味ねぎ…ひとつかみ
しょう油（もしくは納豆のタレ）…小さじ1/2〜2/3
納豆…1パック（40g）
卵黄または温泉たまご…1個
食べるラー油またはラー油（好みで）…適量

作り方

1. オートミールに豆乳を入れて混ぜ1分ほど浸水し、ラップなしでレンジ600W約1分加熱する。
2. 1に豆腐を崩し入れ、白だしも加えて混ぜる。
3. ふんわりラップをして、レンジ600W約2分加熱する。
4. 軽く混ぜ、薬味ねぎ、しょう油を混ぜ合わせた納豆、真ん中に卵黄または温泉たまごをのせる。好みで食べるラー油またはラー油を回しかける。

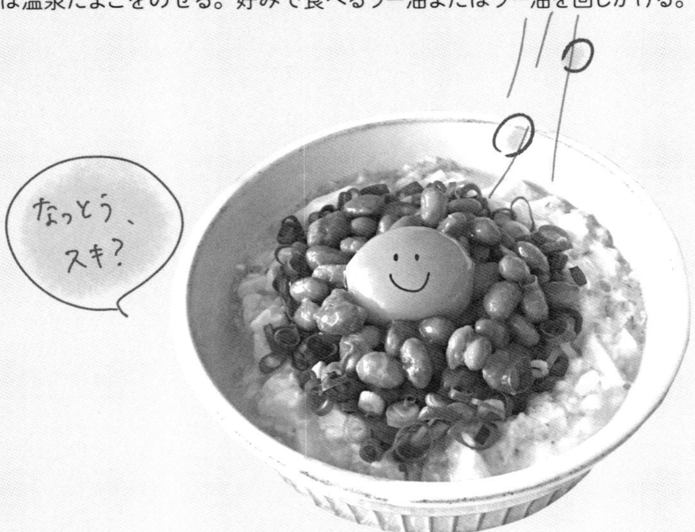

糖質 17.9g | カロリー 318Kcal | 脂質 17.3g | たんぱく質 22.2g | 食物繊維 5.4g

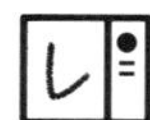

チーズとろ〜り！

キムチーズキンパ

材料 2人分

Ⓐ
- オートミール（ロールドタイプ）…60g
- 水…100㎖
- 鶏がらスープの素…小さじ1

キムチ（細かくみじん切り）…50g
アボカド…1/4個
カニかまぼこ…3本
溶けるチーズ（フレーク状）*1…30g 〜
焼きのり…1枚

*1 溶けるチーズならとろとろに、モッツァレラ入りだと伸びます。

作り方

1 耐熱ボウルにⒶを入れて混ぜ、2〜3分ほど浸水させる。

2 ラップなしでレンジ600W約1分半加熱して混ぜ、ふんわりラップしてさらに約1分加熱する。

3 キムチと2のオートミールを混ぜ、ラップをかけて蒸らしながら冷ます。

4 のりの上部を2cmくらいあけて3をまんべんなく広げる。

5 広げた3の中央より少し下に3等分にくし切りにしたアボカドとカニかまぼこを並べ、その上にチーズを散りばめる。

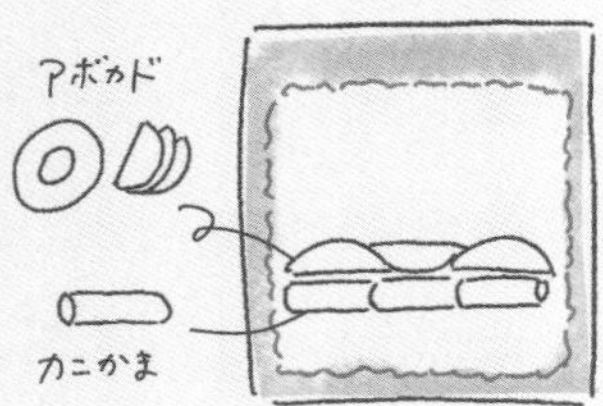

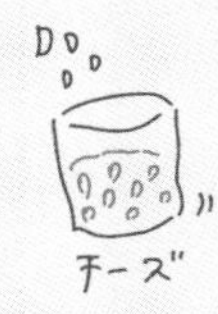

6 手前からきつく巻いていき、両端を巻きすの上から輪ゴムなどで留め、しばらく冷蔵庫でなじませる。

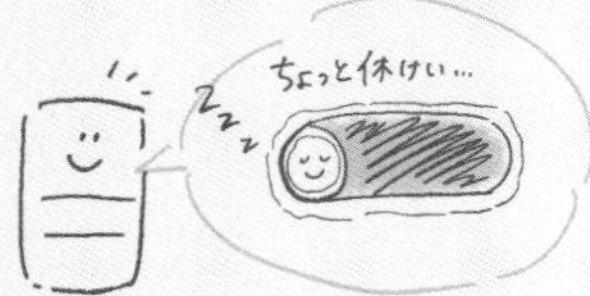

7 好みの太さにカットして、ふんわりラップをしてレンジ600W約1分半加熱してチーズを溶かす。

糖質 20.6g | カロリー 216Kcal | 脂質 8.6g | たんぱく質 11.5g | 食物繊維 5.1g

カレードリア

卵白混ぜ込みでかさまし＆無駄なし◎

ルー
なしでも
こくまろ♪
342
kcal
糖質
20.9g

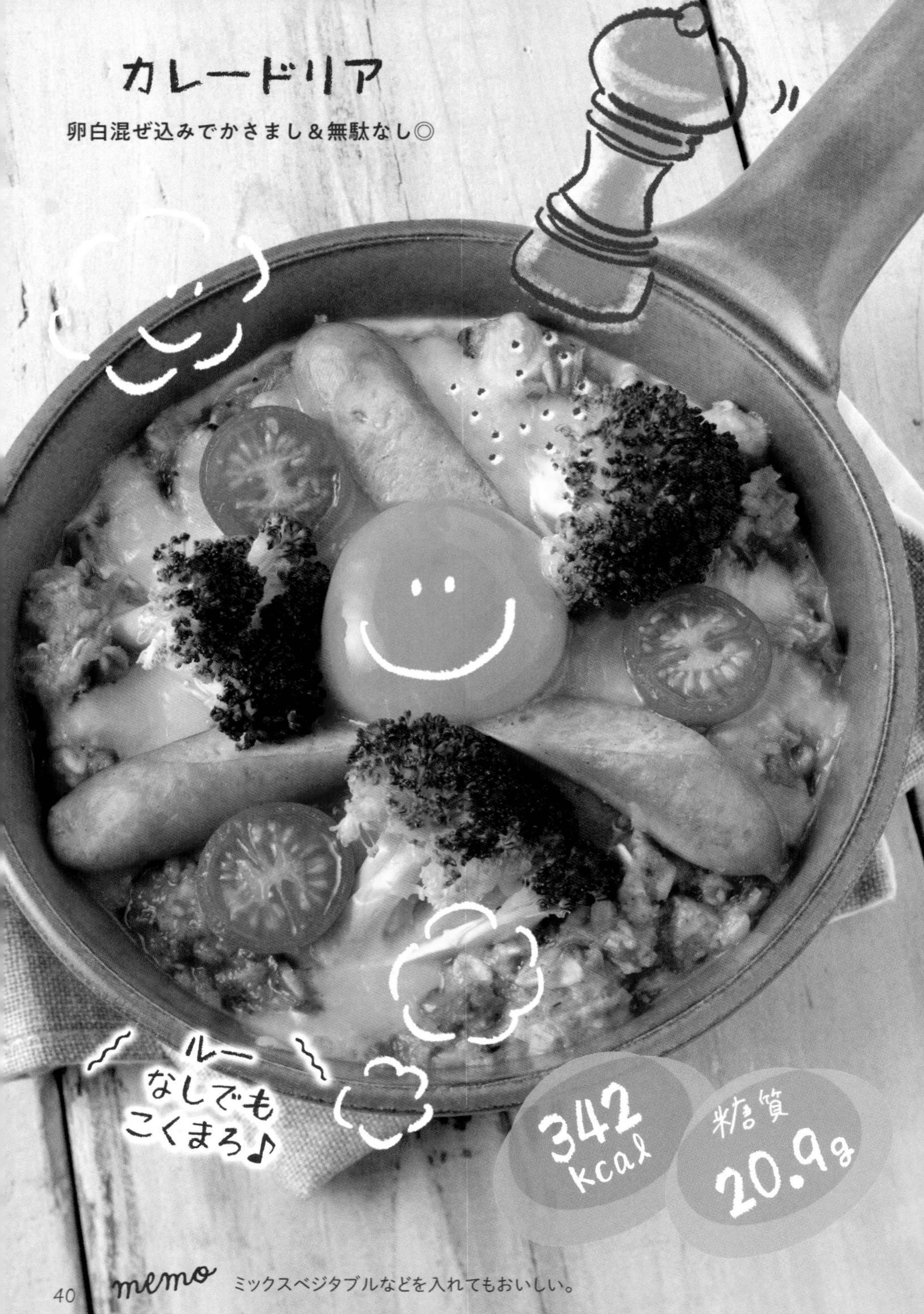

memo　ミックスベジタブルなどを入れてもおいしい。

関西風カリふわお好み焼き

肉なしでも満足！　野菜たっぷりのこの配合がベスト！

207 kcal
糖質 16.1g
小麦粉より おいしい!?
おこのみやき パーティ〜!!

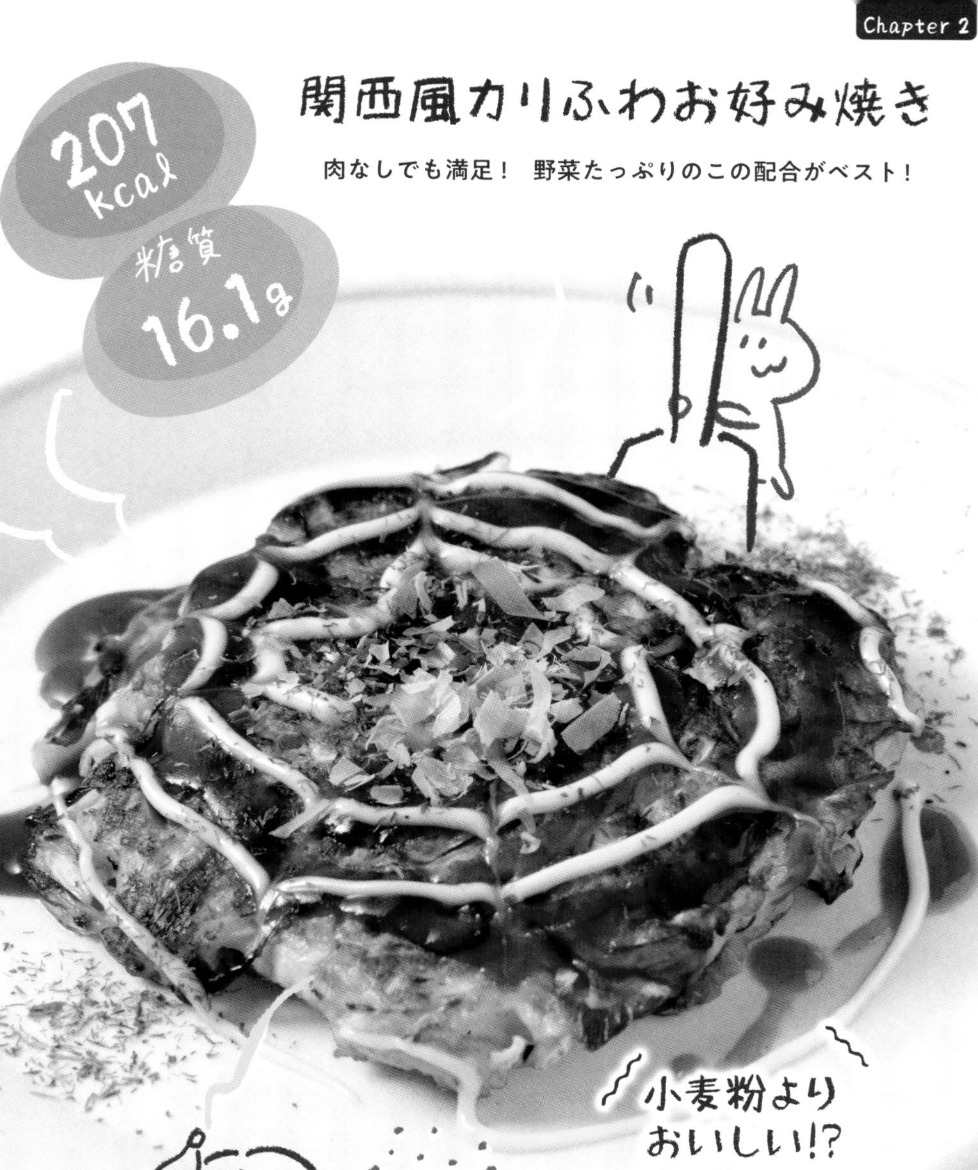

memo　冷凍の際はソースなどのトッピングはしないで冷凍。

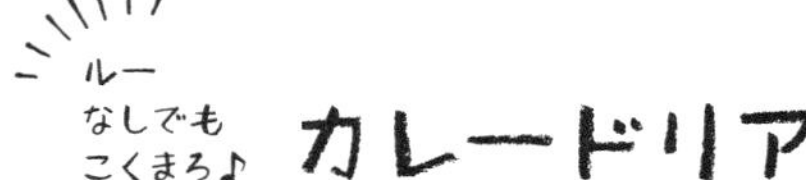

カレードリア

材料 1人分

Ⓐ
- オートミール（ロールドタイプ）…25g
- 玉ねぎ（みじん切り）…25g
- マッシュルーム（しめじなどでも）（みじん切り）…1個
- カレー粉…小さじ1
- 顆粒コンソメ…小さじ1/2
- ケチャップ…小さじ1
- 塩…0.4g
- こしょう…少々
- 水…60mℓ

- たまご（M）（卵白と卵黄に分ける）…1個
- ウインナー（一口大にカット）…1本
- プチトマト（半分にカット）…1〜2個
- ブロッコリー（下ゆでしたもの）…3〜4房
- 溶けるチーズ（フレーク状）…20g
- ブラックペッパー（好みで）…適量

作り方

1. グラタン皿にⒶを入れて混ぜ2〜3分ほど浸水させる。ふんわりラップしてレンジ600W約2分加熱して混ぜる。
2. 卵白を入れて混ぜ、卵白が全体に混ざったら（余熱でうっすら火が通る）、チーズをのせ、ウインナー、プチトマトやブロッコリーをトッピングする。
3. トースターで約5分焼いてチーズを溶かす。
4. 真ん中をくぼませて卵黄を落とし、好みでブラックペッパーをふる。

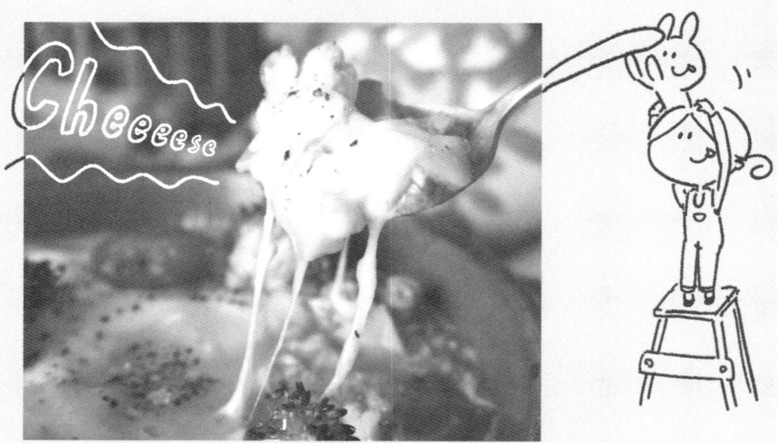

糖質 20.9g ｜ カロリー 342Kcal ｜ 脂質 18.8g ｜ たんぱく質 20.5g ｜ 食物繊維 6.4g

小麦粉より
おいしい!?

関西風カリふわお好み焼き

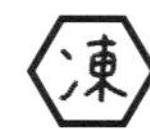

材料 直径15cm　1枚分

Ⓐ
- オートミール(クイックタイプ)…20g
- 水…60mℓ

Ⓑ
- キャベツ(線切り)…40g(1枚程度)
- 長ねぎ(小口切り)…1/3本
- たまご(M)…1個
- 顆粒和風だしの素…小さじ1/2
- 紅しょうが(千切り)…15g

しょう油…小さじ1～好みの量
焼く用のオイル…適量

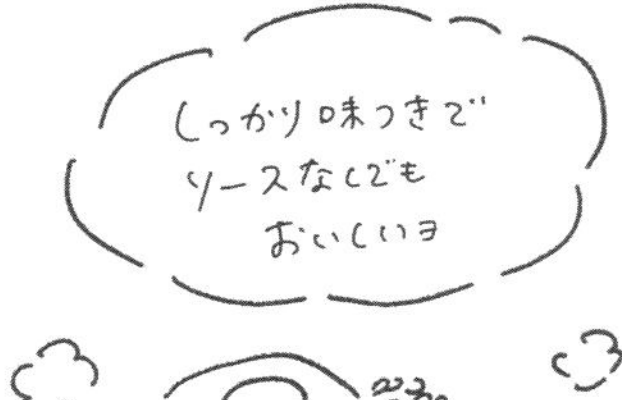

目玉焼きと薬味ネギのせて
だししょう油で食べるのもスキ

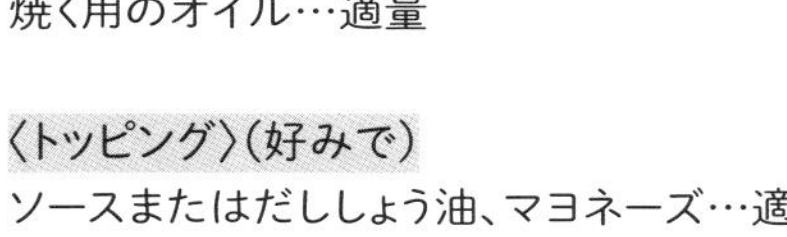

〈トッピング〉(好みで)
ソースまたはだししょう油、マヨネーズ…適量
かつおぶし、青のり…適量

作り方

1. 耐熱ボウルにⒶを入れて混ぜ、
ラップなしでレンジ600W約1分加熱してほぐす。

2. Ⓑを入れて全体をよく混ぜる。

3. 熱したフライパンに薄くオイルを引いて、**2**を丸くなるように広げる。

4. ふたをして弱めの中火で約5分焼き、
いい焼き色がついたらひっくり返し(*1)、裏面も同様に焼く。

5. ふたを開け、しょう油を鍋肌から回しかけて火を止める。

6. 好みでソースまたはだししょう油とマヨネーズ、
かつおぶしと青のりをトッピングする。

*1　生地が返しにくい場合は、フライパンより一回り大きいお皿をフライパンにのせてひっくり返し、スライドして戻す。

糖質 16.1g ｜ カロリー 207Kcal ｜ 脂質 9.9g ｜ たんぱく質 11.3g ｜ 食物繊維 4.1g

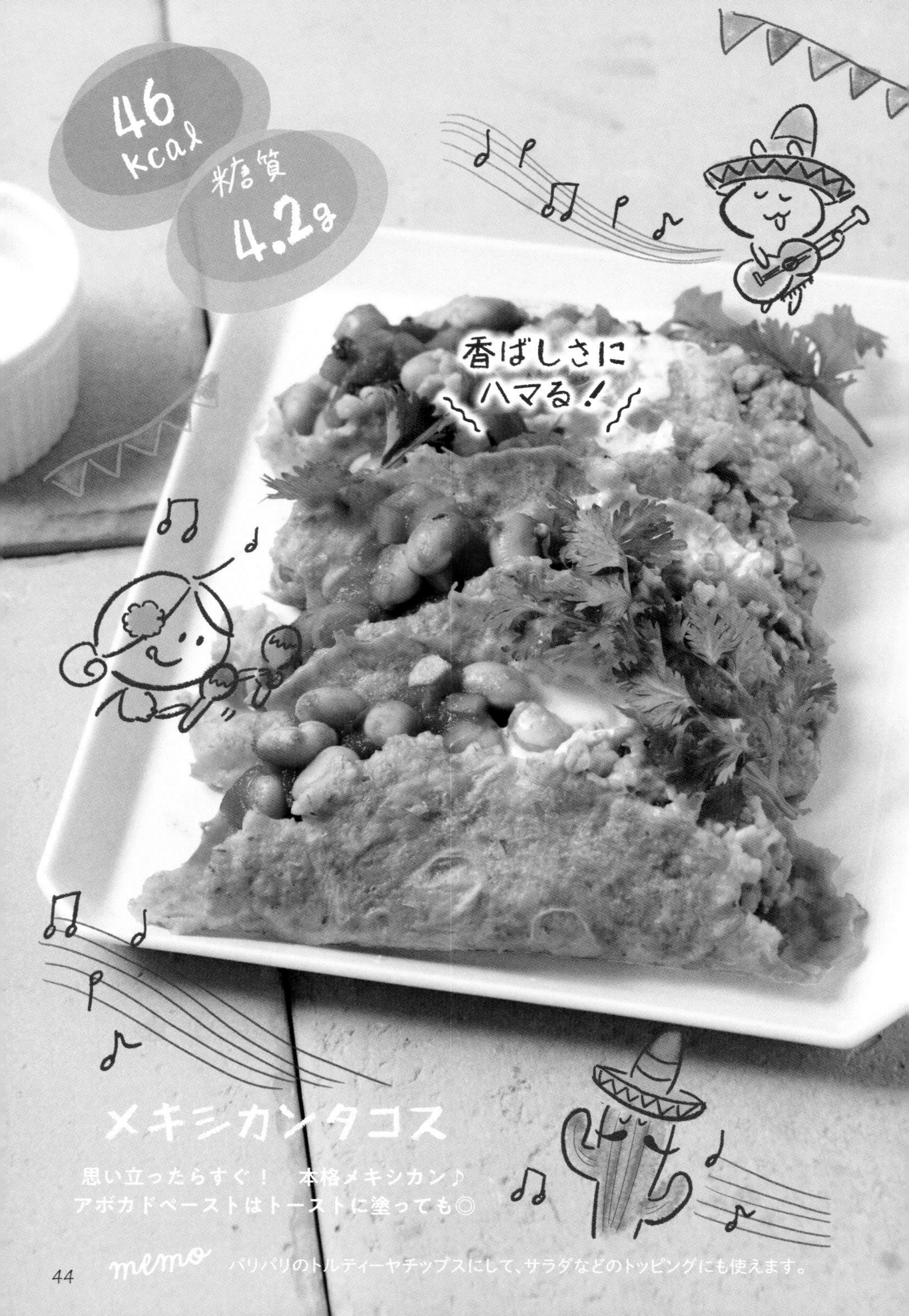

メキシカンタコス

思い立ったらすぐ！　本格メキシカン♪
アボカドペーストはトーストに塗っても◎

memo　パリパリのトルティーヤチップスにして、サラダなどのトッピングにも使えます。

ザクザクッ！グラノーラ

止まらないおいしさ、ノンオイルがうれしい♡
驚きのザクザク感にハマる人続々♪

Nuts

5分で準備！

Dried fruit

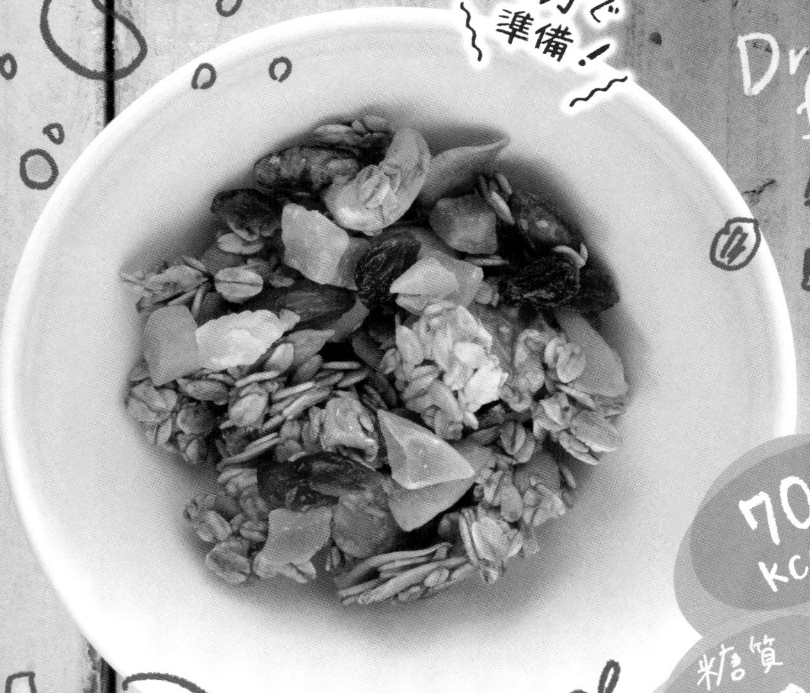

70 kcal

糖質 11.2g

Coconut

memo 中に入れるココナッツチップスは好みですが、
サクサクでとてもおいしいのでおすすめ！

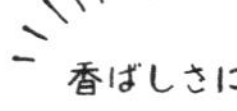

メキシカンタコス

材料 トルティーヤ13cmサイズ　5枚

Ⓐ
オートミール（クイックタイプ）…35g
アーモンドミルク（無糖）…120mℓ
塩…0.8g
ラカントS（砂糖）…4g

たまご（M）…1個

〈チリコンカン〉
P123参照…適量

〈サワークリームオニオン風ソース〉
プレーンヨーグルト（無糖）…25g
カッテージチーズ（裏ごしタイプ）…25g
玉ねぎ（みじん切り）…10g
ラカントS（砂糖）…1g
レモン汁…小さじ1/2
塩…0.8g
こしょう…少々
ガーリックパウダー（あれば）…少々

〈アボカドペースト〉
アボカド…1/2個
ハーブソルト…ひとつまみ
レモン汁…小さじ1/2
クミン、ナツメグ…各2ふり
パプリカパウダー（あれば）…2ふりくらい

〈トッピング〉
パクチー（好みで）…適量

作り方

トルティーヤ

1 耐熱ボウルにⒶを入れて混ぜ、ラップなしでレンジ600W約1分半加熱する。混ぜて少し冷ましておく。

2 たまごを割り入れて白身を切るようによく混ぜる。

3 フライパン用アルミホイルの上に直径約15cm、薄さ2～3mmくらいになるよう生地を丸く広げる。

4 3をフライパンにのせ、ふたをして弱火で約5分焼く。ふたを取ってアルミホイルの上で生地をひっくり返し、中火で両面を軽くパリっとするまで焼く。

5 アルミホイルを取り出し、同様に残り4枚分、3～4を繰り返す。

サワークリームオニオン風ソース

材料をすべて混ぜ、冷蔵庫でしばらくなじませる。

アボカドペースト

材料をすべて合わせ、フォークなどでつぶし混ぜる。

タコス

トルティーヤにチリコンカン、アボカドペースト、パクチー（好みで）をはさみ、サワークリームオニオン風ソースをかける。

糖質 4.2g | カロリー 46Kcal | 脂質 1.9g | たんぱく質 2.4g | 食物繊維 1.1g

＊トルティーヤ1枚分

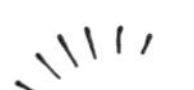

5分で準備！

ザクザクッ！ グラノーラ

材料 5食分（1食30g）

A
- 卵白…35g（M 〜 L約1個）
- ラカントS（砂糖）…8g
- メープルシロップ*1…15g
- 塩…小さじ1/5（1.2g）

B
- オートミール（ロールドタイプ）…80g
- バニラオイル（好みで。あると風味アップ）…5滴
- 好みのナッツ…適量
- ココナッツチップス（好みで）…適量

ドライフルーツ（好みで）…適量

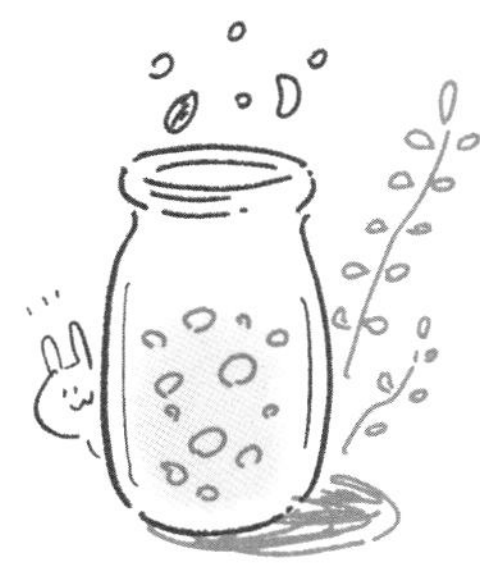

*1 はちみつやアガベシロップなど好みの液体甘味料でも作れますが、メープルシロップが一番ザクっと軽食感に。

作り方

1 オーブンを150°Cに予熱する。

2 ボウルに A を合わせてよく混ぜ、B を追加して全体にからまるようによく混ぜる（大きすぎるくるみなどは少し割って）。

3 オーブンシートを敷いた天板に厚さが均一（1cm以下）になるよう薄く広げる。

4 オーブン150°Cで約40分焼く。
約15〜20分ほどで一度取り出し、フライ返しなどで裏返す。
多少分裂しても、後でくだくので問題ない。

5 オーブンに戻し、残り時間分焼く。
焼けたら取り出し、天板の上で冷ます。冷ますとザクザクに！

6 適当なサイズに割り、ドライフルーツ（好みで）を混ぜ、保存容器へ。
この時、ほどよくチャンク感を残すのがポイント。
大きめに割ってザクザククッキーにしてもOK。

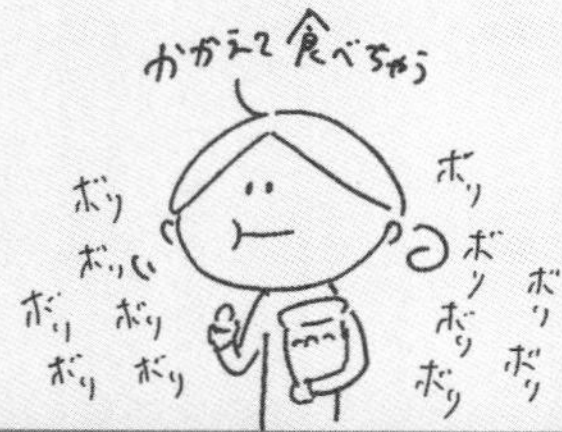

糖質 11.2g	カロリー 70Kcal	脂質 1.1g	たんぱく質 3.1g	食物繊維 1.8g

*ナッツは除く

オリジナル
シナモンロール
&
アップル
シナモンロール

びっくり！　40分くらいで
低糖質シナモンロールが
できちゃう♪

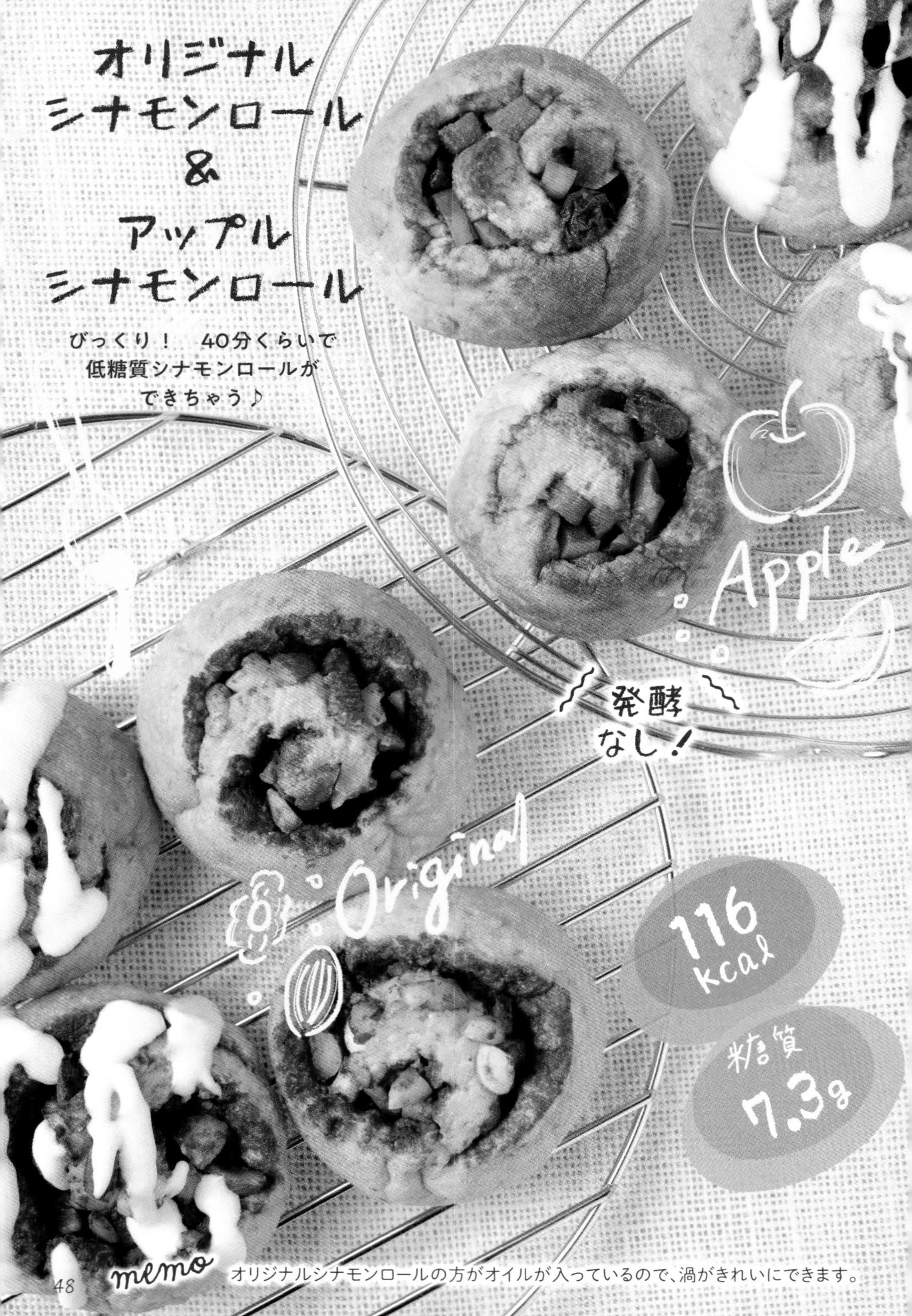

memo　オリジナルシナモンロールの方がオイルが入っているので、渦がきれいにできます。

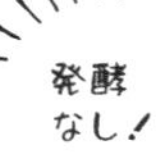
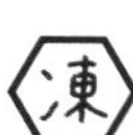

発酵なし！

オリジナルシナモンロール&アップルシナモンロール 凍

材料 4個分

A
オートミール（クイックタイプ）…40g
カッテージチーズ（裏ごしタイプ）…30g
絹豆腐…50g

B
たまご（M）…1個
ラカントS（砂糖）…20g

C
アーモンドプードル…15g
サイリウム（オオバコ）…6g
ベーキングパウダー …6g

〈フィリング〉
ラカントS（砂糖）…13g
シナモンパウダー…小さじ1
ミックスナッツ、ラムレーズン（好みで）…適量
【オリジナルシナモンロール】バター（ココナッツオイルでも可）…10g
【アップルシナモンロール】りんご（1cm角切り）…70g（約1/4個）

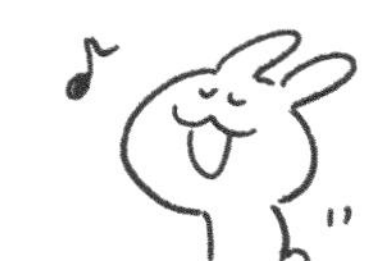

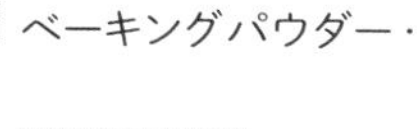
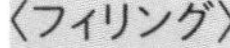

〈チーズクリーム　2〜4個分〉
クリームチーズ…18g（1ピース）
ラカントS（砂糖）…7g
アーモンドミルク（無糖）…小さじ1くらい（好みのゆるさにあわせて調整）

作り方

下準備

1 【アップルシナモンロール】
りんごにラカントS13gをふりかけ、ふんわりラップしてレンジ600W約2分加熱。
シナモンパウダーをふりかけて混ぜ、冷ましておく。
オーブンを180℃に予熱する。

生地作り

2 ボウルにⒶを入れて練り混ぜ、Ⓑを追加してさらによく混ぜる。

3 Ⓒを加えて数分練り混ぜる。サイリウムが吸水し、生地が徐々に固くなってくる。

成形する

4 【オリジナルシナモンロール】
湯せんで溶かしたバターもしくはココナッツオイルに、
ラカントS13gとシナモンパウダーを混ぜ、シナモンバターを作る。

5 オーブンシートを広げて（くっつき防止のため薄くオイルを塗ってもよい）生地をのせ、水で濡らした手やヘラなどである程度延ばし広げる。

6 ラップをかぶせて横15cm×縦20cm×厚さ7mmくらいの大きさになるようめん棒で延ばしていく。

7 【オリジナルシナモンロール】
4のシナモンバターを6の生地の全体に塗り広げ、好みでくだいたミックスナッツやラムレーズンを散らす。
【アップルシナモンロール】
1のアップルシナモンを6の生地の全体に広げ、好みでラムレーズンを散らす。

8 オーブンシートの左右両端を引っ張りながら手前からきつめに巻いていく。

9 濡らしたナイフもしくはテグスなどで4等分にカットし、軽く濡らした手で形を整え、厚さ3cmくらいになるようにする。割れ目がないようつなぎ目をなめらかにする。

10 水で軽く濡らした指先で生地の表面をなでて濡らし、オーブン180°Cで約20分焼く。

チーズクリーム

クリームチーズをレンジ600Wで約10秒加熱して練り、ラカントSを入れて混ぜ溶かし、アーモンドミルクを加えて好みのゆるさにのばす。シナモンロールに回しかける。

サイリウム（オオバコ）って？

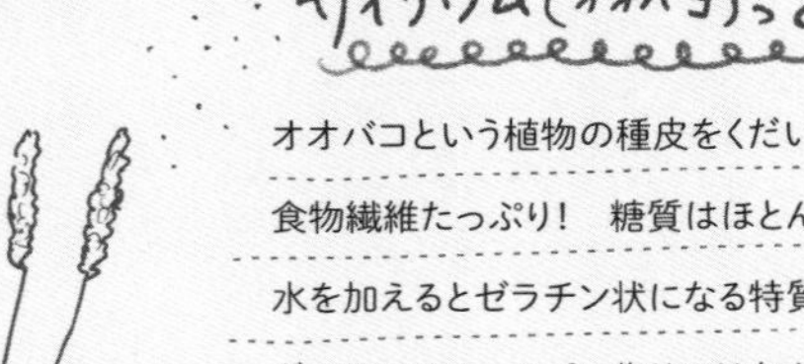

オオバコという植物の種皮をくだいたもので、
食物繊維たっぷり！　糖質はほとんどありません。
水を加えるとゼラチン状になる特質があり、無発酵、
グルテンフリーのパン作りには欠かせません。
ただし、1日の摂取量が10g程度までという上限があり、
とりすぎると、便秘や腹痛を招く心配があります。
また、医薬品との飲み合わせにも注意が必要です。

オリジナル（1個分）

糖質	カロリー	脂質	たんぱく質	食物繊維
7.3g	116Kcal	6.9g	5.8g	2.9g

アップル（1個分）

糖質	カロリー	脂質	たんぱく質	食物繊維
9.8g	108Kcal	4.9g	5.8g	3.3g

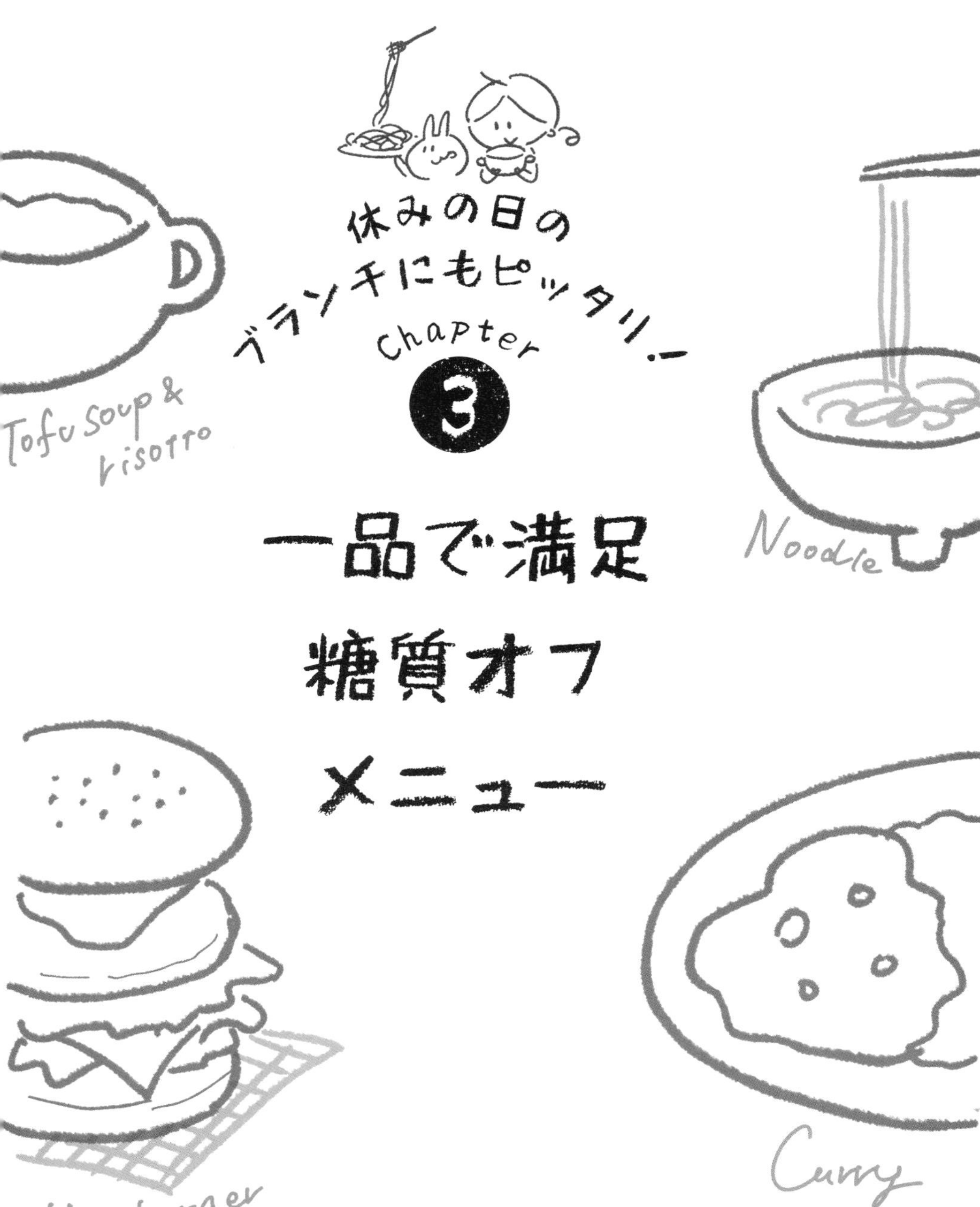
休みの日の
ブランチにもピッタリ！
Chapter
3
一品で満足
糖質オフ
メニュー
Tofu soup &
risotto
Noodle
Hamburger
Curry

鶏チーズ豆腐リゾット

にんにくが効いて、食欲のない日にも！　これだけでたんぱく質たっぷり！

Cheese
248
kcal
糖質
16.9g
濃厚
コクうま
Garlic
豆腐リゾットシリーズ
・レンジのみ
・10分以内で完成
・器1つでできる
・オートミールなしで豆腐スープにしても

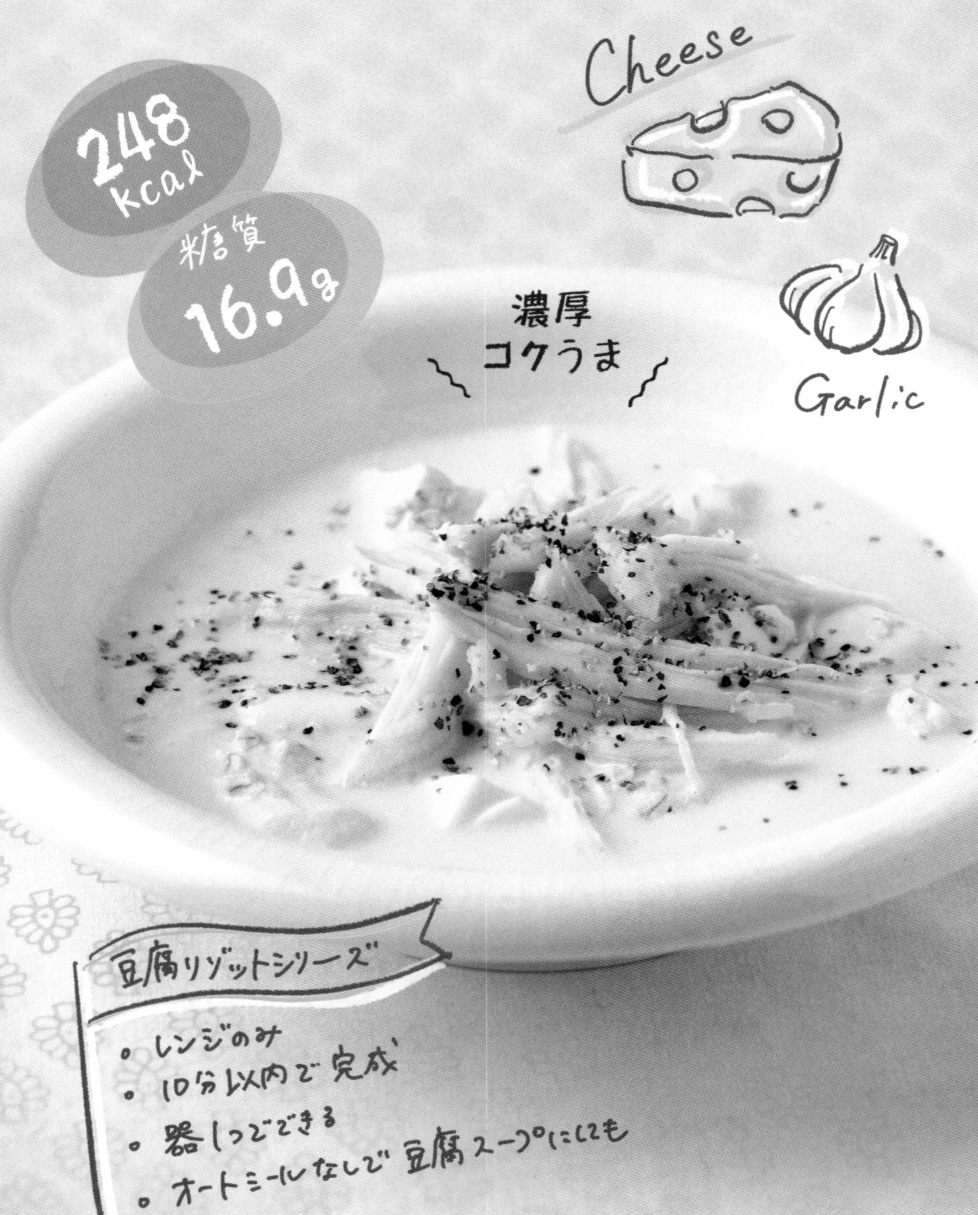

memo　ヘルシーさならカッテージチーズ、濃厚さならクリームチーズ！　お好みで選んでね。

納豆担々豆腐リゾット

肉の代わりに納豆で！　辛めのスープに酢じょうゆ納豆が合う。

食べすぎたときの
リセット飯!!
ピリ辛
ふわとろ
321
kcal
糖質
19.6g

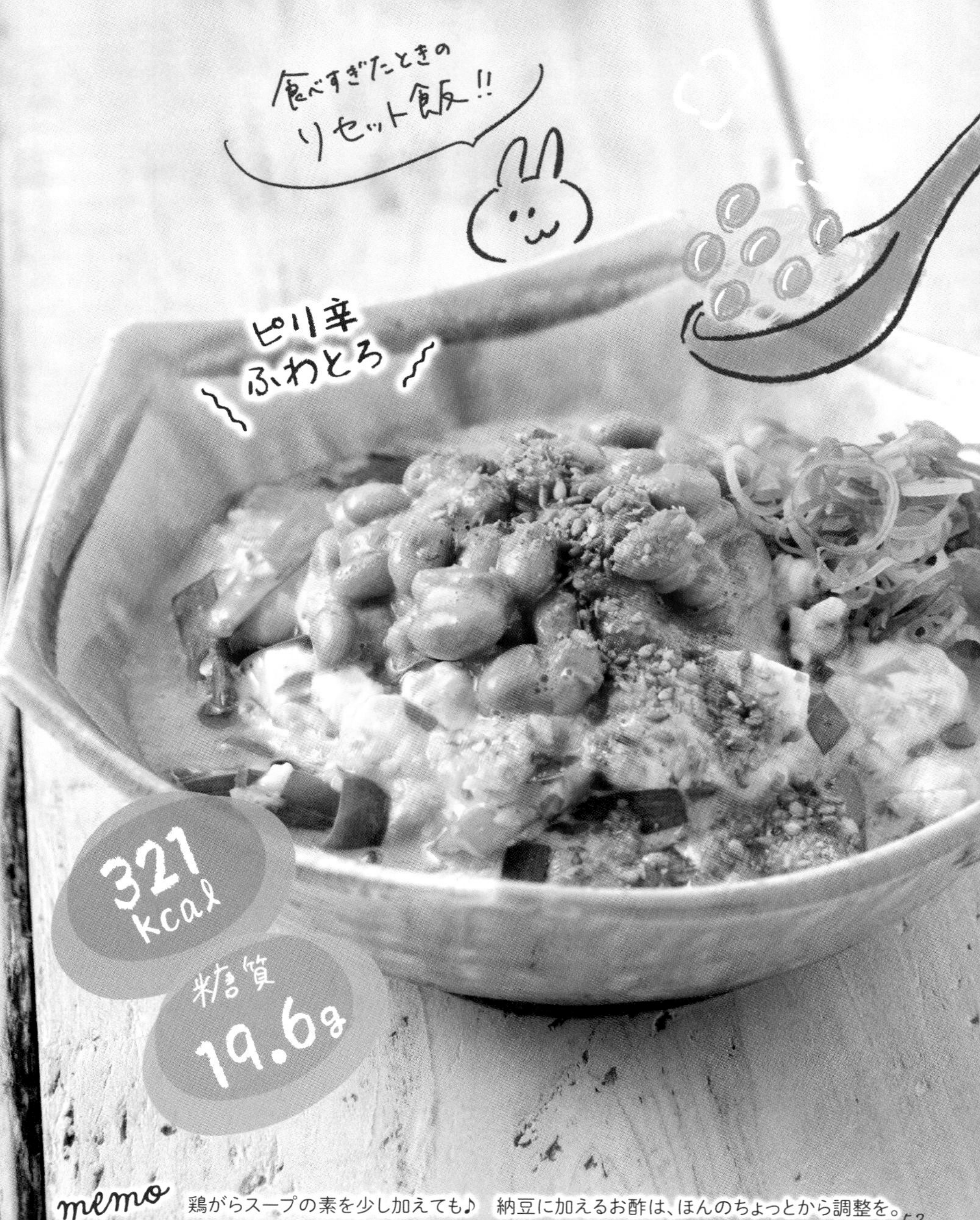

memo 鶏がらスープの素を少し加えても♪　納豆に加えるお酢は、ほんのちょっとから調整を。

濃厚
コクうま

鶏チーズ豆腐リゾット

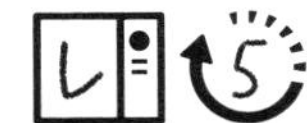

材料 1人分

Ⓐ
カッテージチーズ(裏ごしタイプ)またはクリームチーズ*1…20g
しょう油…小さじ1/2
にんにくチューブ…1cm
鶏がらスープの素、酒…各小さじ1

絹豆腐…150g
無調整豆乳…100g
オートミール(クイックタイプ)*2…20〜25g

〈トッピング〉
サラダチキン、蒸し鶏、鶏ハムなど好みの調理された鶏肉*3…適量
ブラックペッパー…適量

*1 クリームチーズはレンジで10秒ほど加熱して柔らかくしておくと扱いやすい。
*2 オートミールを入れずにスープとしてもOK。
*3 バンバンジー(P103)のゆで鶏でもOK。

作り方

1 耐熱性の器にⒶを入れて練り混ぜ、豆乳を少し入れて溶かし、残りの豆乳を入れて混ぜる。

2 オートミール、豆腐を崩し入れて底から大きく混ぜ、ふんわりラップしてレンジ600W約2分半加熱する。

3 さいたサラダチキンなどをのせ、好みでブラックペッパーをふりかける。

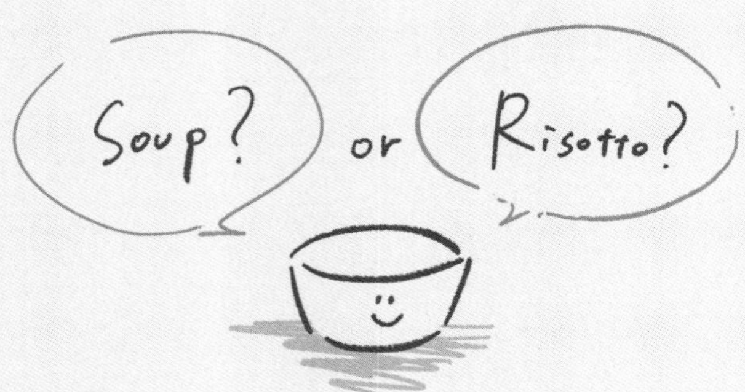

糖質	カロリー	脂質	たんぱく質	食物繊維
16.9g	248Kcal	10.8g	18.9g	3.8g

*トッピングは除く

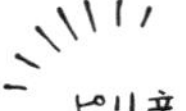

ピリ辛
ふわとろ

納豆担々豆腐リゾット

材料 1人分

Ⓐ
- 味噌…大さじ1/2(9g)
- 豆板醤…小さじ1/2　＊好みで調整
- しょうが(すりおろし)＊チューブでも可…小さじ1/3
- 酒…小さじ1
- ラカントS(砂糖)…4g

しいたけ(スライス)…1個
にら(2cmくらいにカット)…1/2本
無調整豆乳…100g
絹豆腐…150g
オートミール(クイックタイプ)＊1…20〜25g

〈トッピング〉

Ⓑ
- 納豆…1パック
- しょう油…小さじ2/3
- 酢…ひとたらし(1.5mℓくらい)

すりごま…適量
薬味ねぎ(好みで)…適量
ラー油もしくは食べるラー油(好みで)…適量

＊1　オートミールを入れずにスープとしてもOK。

大豆イソフラボンで
・病気を予防!
・ホルモンバランス整える!
・美肌に!!

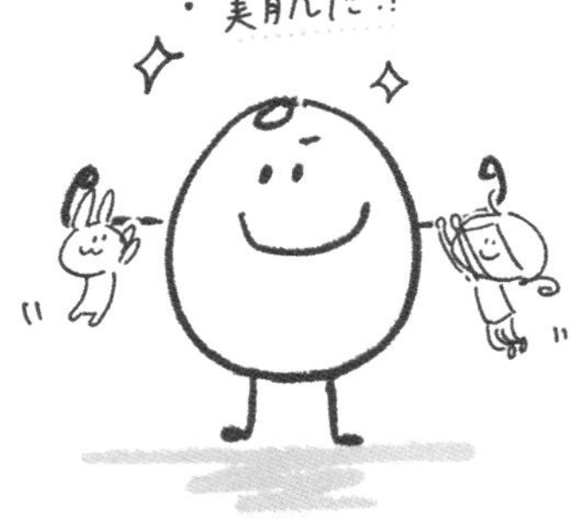

作り方

1. Ⓐを混ぜ、豆乳を少し入れて溶かし、残りの豆乳、しいたけとにらを入れて混ぜる。ふんわりラップしてレンジ600W約1分加熱する。
2. オートミール、豆腐を崩し入れて底から大きく混ぜ、追加で約2分半加熱し、混ぜる。
3. 加熱中にⒷを混ぜておき、**2**の上にのせる。
4. すりごまをたっぷりのせ、好みで薬味ねぎを散らして、ラー油を回しかける。

糖質 **19.6g** ｜ カロリー **321Kcal** ｜ 脂質 **14.8g** ｜ たんぱく質 **23.5g** ｜ 食物繊維 **7.7g**

きのこスンドゥブリゾット

簡単だけど、本格的な韓国の味♪

271 kcal

糖質 18.1g

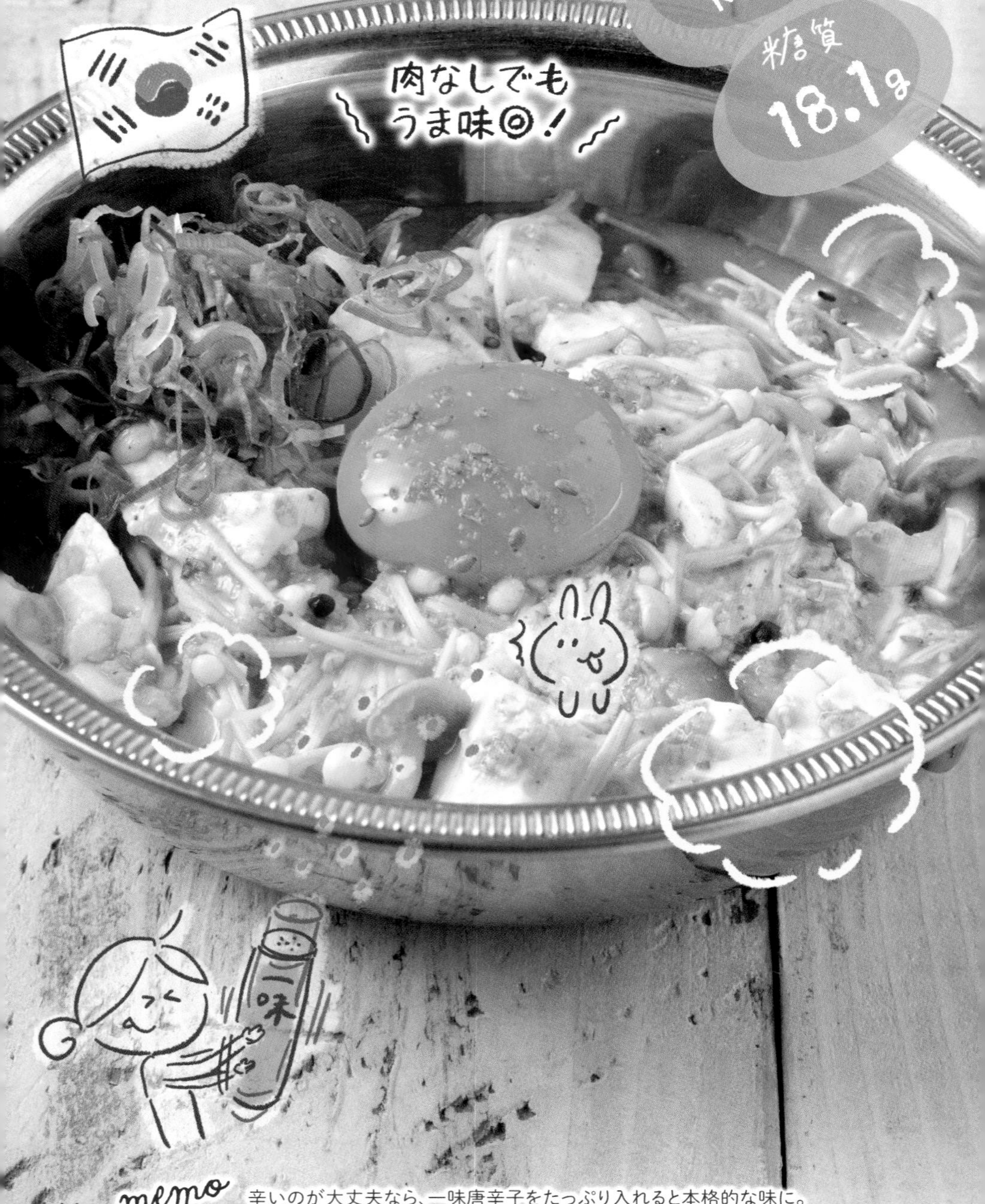

肉なしでも うま味◎！

一味

memo 辛いのが大丈夫なら、一味唐辛子をたっぷり入れると本格的な味に。

明太子クリームパスタ

こんなに濃厚なのに、とってもヘルシー！ 低糖質！ ダイエットの強い味方！

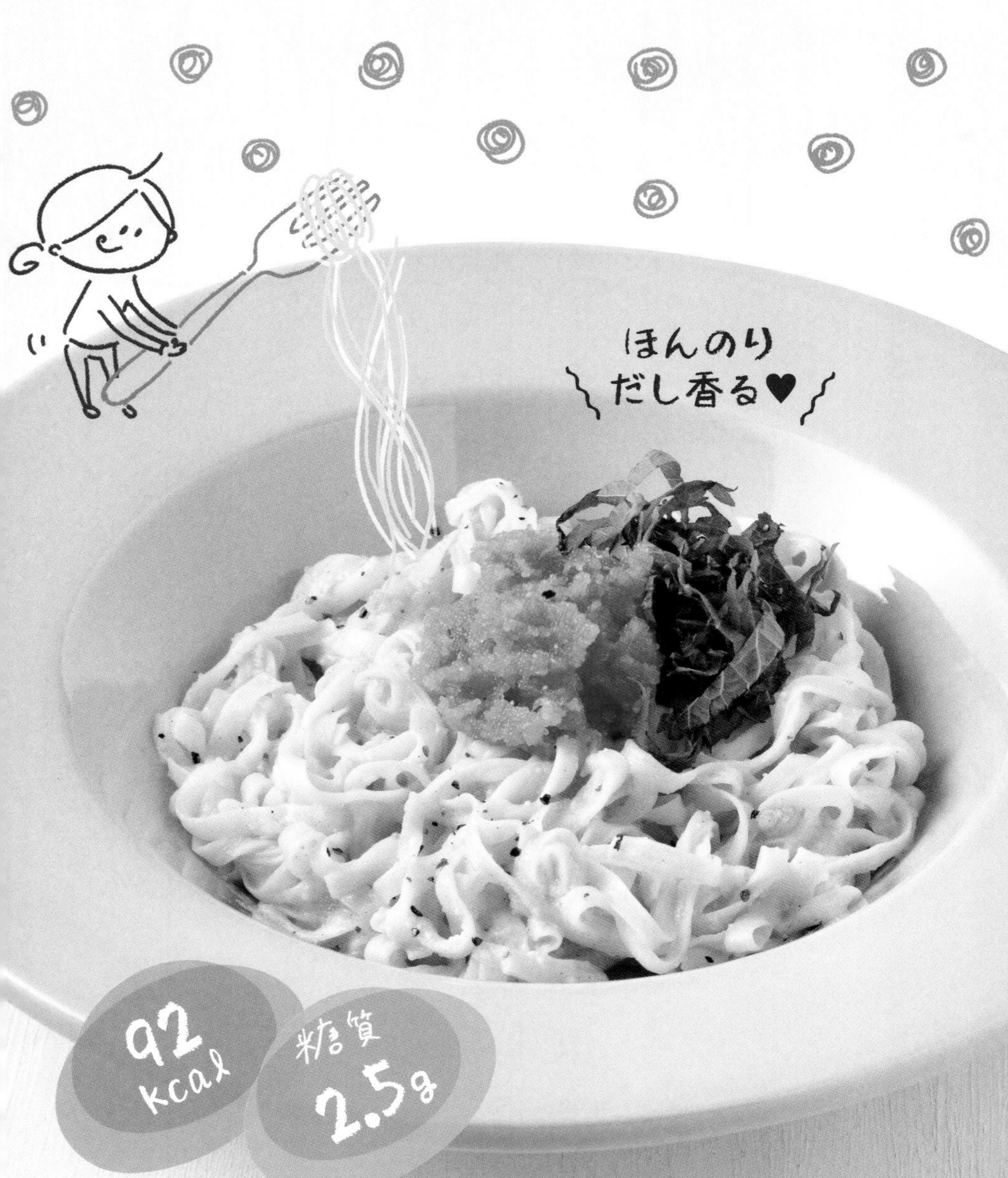

memo 糖質0g麺の詳しい説明はP59を参照。mameお気に入りのおいしい食べ方です♪

肉なしでも
うま味◎!

きのこスンドゥブリゾット

材料 1人分

Ⓐ
コチュジャン、酒…各小さじ1
オイスターソース、しょう油…各小さじ1/2
ダシダ(鶏がらスープの素でも可)…小さじ1/2(鶏がらスープの素なら小さじ1)
一味唐辛子…小さじ1/4〜

水…100㎖
きのこ類(えのき、しめじ)…ひとつかみずつ
絹豆腐…150g
オートミール(クイックタイプ)*1…20〜25g
たまご(M)(卵白と卵黄はわけて使う)…1個

〈トッピング〉
白ごま、薬味ねぎ、ごま油(好みで)…各適量

*1 オートミールを入れずにスープとしてもOK。

作り方

1 耐熱性の器にⒶを入れて混ぜ、
水を少し加えて溶かし、残りの水を加えて混ぜる。
きのこをのせてふんわりラップし、レンジ600W約1分加熱する。

2 オートミール、豆腐を崩し入れて底から大きく混ぜ、追加で約2分半加熱する。

3 熱いうちに卵白を入れて底から大きく混ぜ、真ん中に卵黄を落とす。
好みでトッピングを加える。

行列のできる近所のスンドゥブ専門店の味を
目指して作ったレシピです〜!!
ぐつ
ぐつ

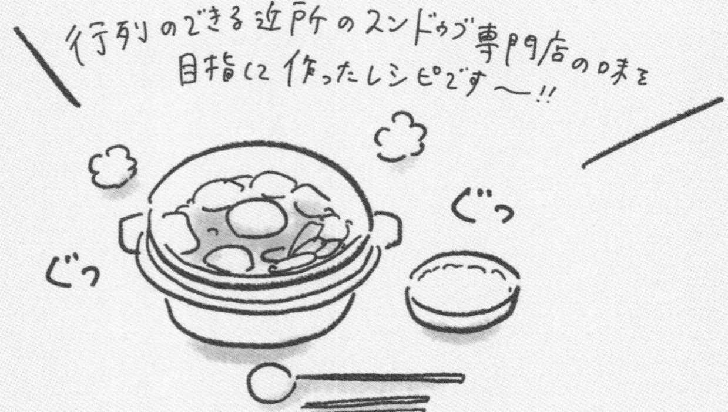

糖質 18.1g | カロリー 271Kcal | 脂質 12.5g | たんぱく質 19.3g | 食物繊維 5.0g

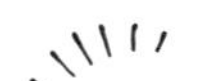

ほんのり
だし香る♥

明太子クリームパスタ

材料 1人分

糖質0g麺…1袋
明太子(皮はむく)*1…30g(小さめ1本)
マヨネーズ…5g
無調整豆乳*2…50mℓ
白だし(10倍濃縮)…大さじ1/2
こしょう…少々

*2 より濃厚にするなら、牛乳や生クリームでもOK。

〈トッピング〉
大葉(線切り)、薬味ねぎやきざみのりでも
…適量
ブラックペッパーまたは白ごま(好みで)
…適量

明太子の皮の簡単なむき方*1

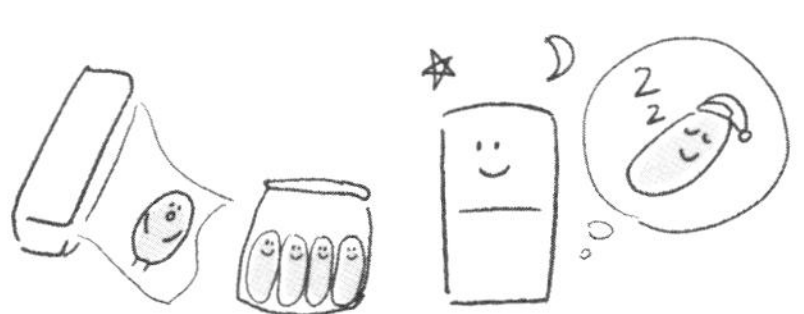

1本ずつラップでくるんで保存袋に入れ、
冷凍庫で保存する。

使う時…

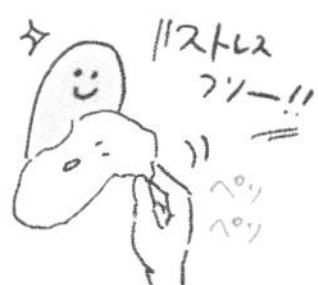

常温に1分ほど置き、切り
込みを入れてむく。

作り方

1 しっかり水切りをした麺(コラム参照)をフライパンに入れ、マヨネーズを加えて中火で水分を飛ばすように炒める。

2 火を止め、豆乳と白だしを加えて軽く混ぜる(汁けが多い場合は、軽く煮詰める)。

3 分量の半分の明太子をほぐし入れて和え、こしょうをふりかけて味を調える。

4 皿に移し、残りの明太子と大葉をのせ、好みでブラックペッパーや白ごまをふる。

糖質	カロリー	脂質	たんぱく質	食物繊維
2.5g	92Kcal	4.1g	9.6g	10.9g

column

糖質0g麺のmame流使い方

糖質0g麺の平麺を冷凍すると…
◎歯ごたえUP!
◎保存期間が延びる!

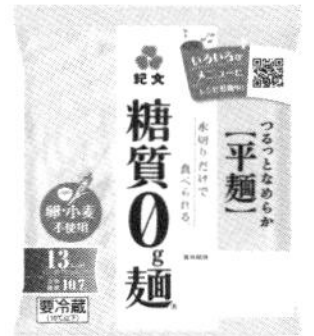

*紀文さんは冷凍を
推奨していません。
あくまでmameの
好みです。

作り方

冷凍

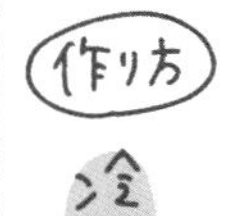

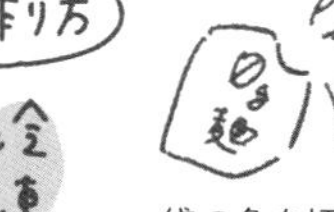

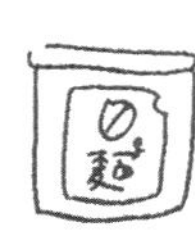

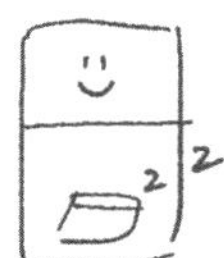

袋の角を切り、中の水を捨てる。
袋ごと保存袋などに入れて、冷凍。

解凍

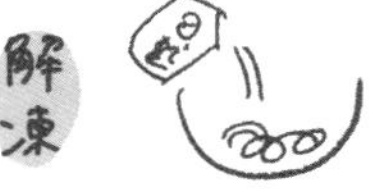

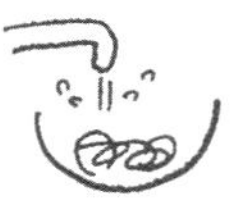

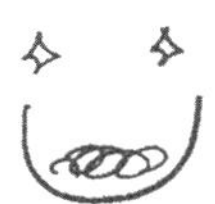

袋から中身をざるなどに取り出し流水解凍。
しっかり水切りする。

納豆カレーまぜそば

混ぜるだけ！　あっという間にできちゃう。この組み合わせは革命的!?

231
kcal
糖質
4.9g
想像を
超える
おいしさ！
まぜそば欲
満たすっっ

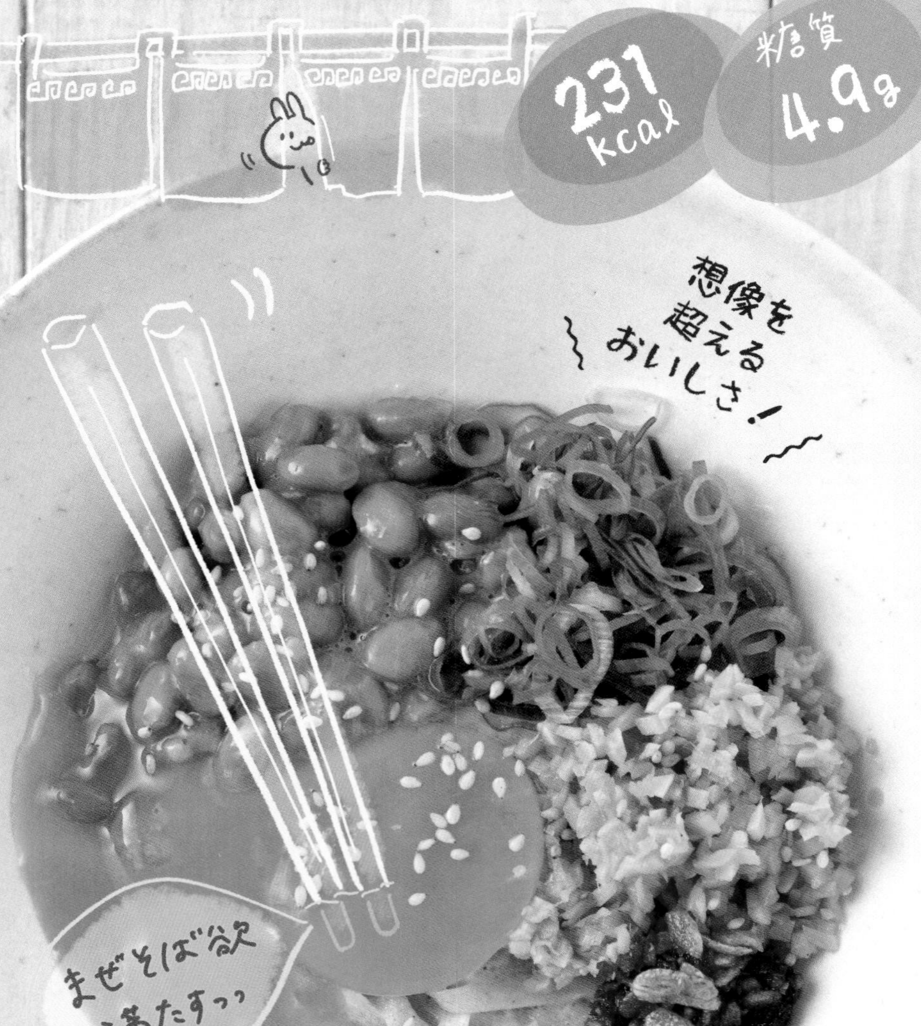

memo　思いっきりぐちゃっと混ぜて食べるのがすごくおいしい◎

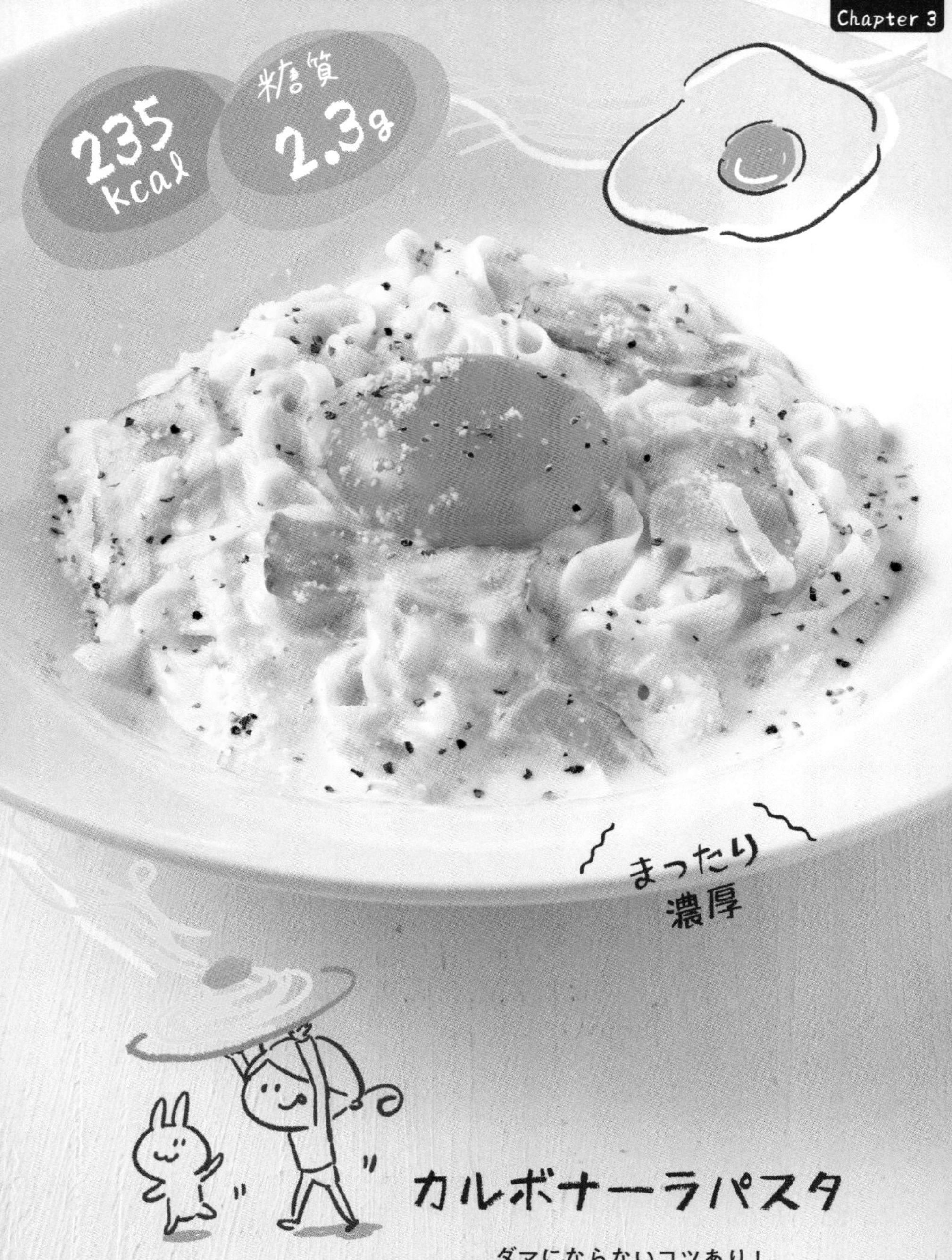

カルボナーラパスタ

ダマにならないコツあり！
本格的な味にびっくり！　生クリームなしでも濃厚◎

memo　ベーキングパウダーを使うことで、豆乳がダマにならずなめらかクリームに！

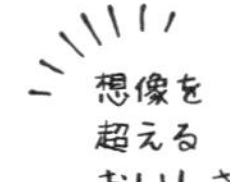

想像を超えるおいしさ！

納豆カレーまぜそば

材料 1人分

糖質0g麺（P59参照）…1袋

Ⓐ
マヨネーズ、カレー粉、酢、ごま油…各小さじ1
しょう油…小さじ1/2

塩…0.4g
こしょう… 少々
納豆…1パック
たまご（卵黄と卵白はわける）…1個
薬味ねぎ…適量
しょうが漬け（高菜漬けやキムチなどでも）…適量
白ごま、ラー油または食べるラー油（好みで）…適量

作り方

1. 麺はしっかり水気を切っておく（P59コラム参照）。
2. 丼にⒶと卵白を入れて混ぜ（卵白と油は混ざりにくいので、完全に混ぜる）麺を入れて塩、こしょうし、全体にからめる。
3. たれで味つけした納豆をのせ、卵黄を落とし、薬味ねぎ、しょうが漬け、好みで白ごまを散らし、ラー油を回しかける。

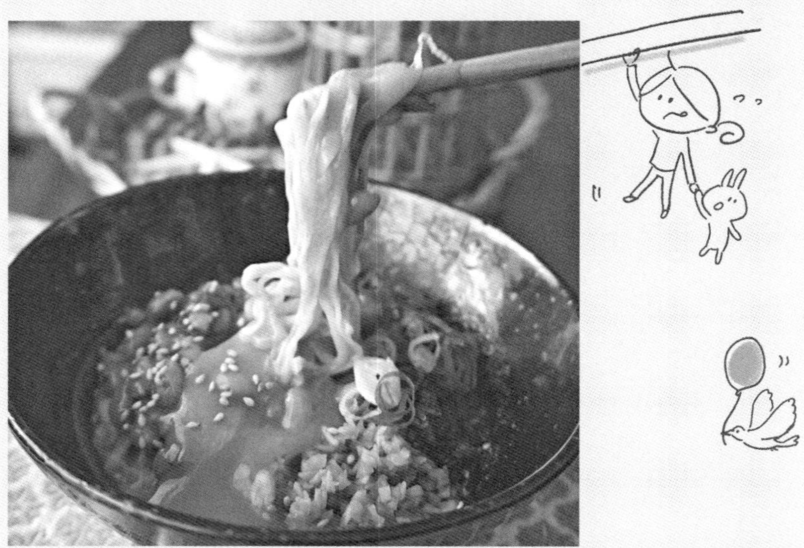

糖質 **4.9g** | カロリー **231Kcal** | 脂質 **15.0g** | たんぱく質 **15.0g** | 食物繊維 **14.3g**

まったり
濃厚

カルボナーラパスタ

材料 1人分

糖質0g麺(P59参照)…1袋
ベーコン(細切り)(糖質0のものを使用)…1枚
マヨネーズ…小さじ1
無調整豆乳*1…70mℓ
ベーキングパウダー…小さじ1/3(約1.3g)
塩…1.5g
溶けるミックスチーズ*2…20g

〈トッピング〉
卵黄…1個
粉チーズ、ブラックペッパー(好みで)…適量

*1 より濃厚にするなら、牛乳や生クリームでもOK。
*2 溶けるスライスチーズ1枚をちぎって使ってもOK。

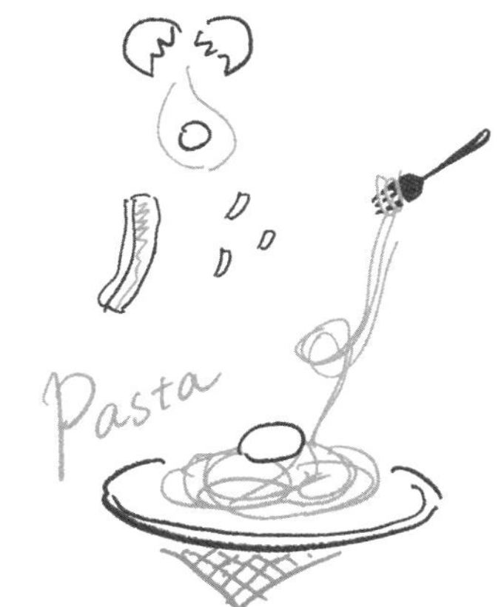

作り方

1 麺はしっかり水気を切っておく(P59コラム参照)。

2 ベーコンを炒め、油が出てきたら麺とマヨネーズを加え、中火で水気を飛ばすように炒める。

3 いったん火を消し、濡れぶきんにフライパンをのせて熱を落ち着かせ、豆乳を入れる。

4 再び火をつけて弱火にし、ベーキングパウダーと塩をふりかけて混ぜる。

5 再び沸騰してきたら(煮込まないように)チーズを散らして火を止める。混ぜながら余熱でチーズを溶かす。

6 好みで粉チーズ、ブラックペッパーをふりかけて、卵黄をのせる。

糖質 2.3g | カロリー 235Kcal | 脂質 18.2g | たんぱく質 15.3g | 食物繊維 10.9g

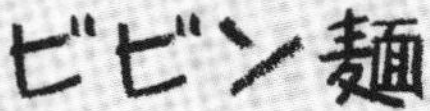

ビビン麺

ひんやり、おいしい♪
混ぜるだけで本場韓国の味、
甘辛ダレにやみつき！

164 kcal
糖質 8.9g

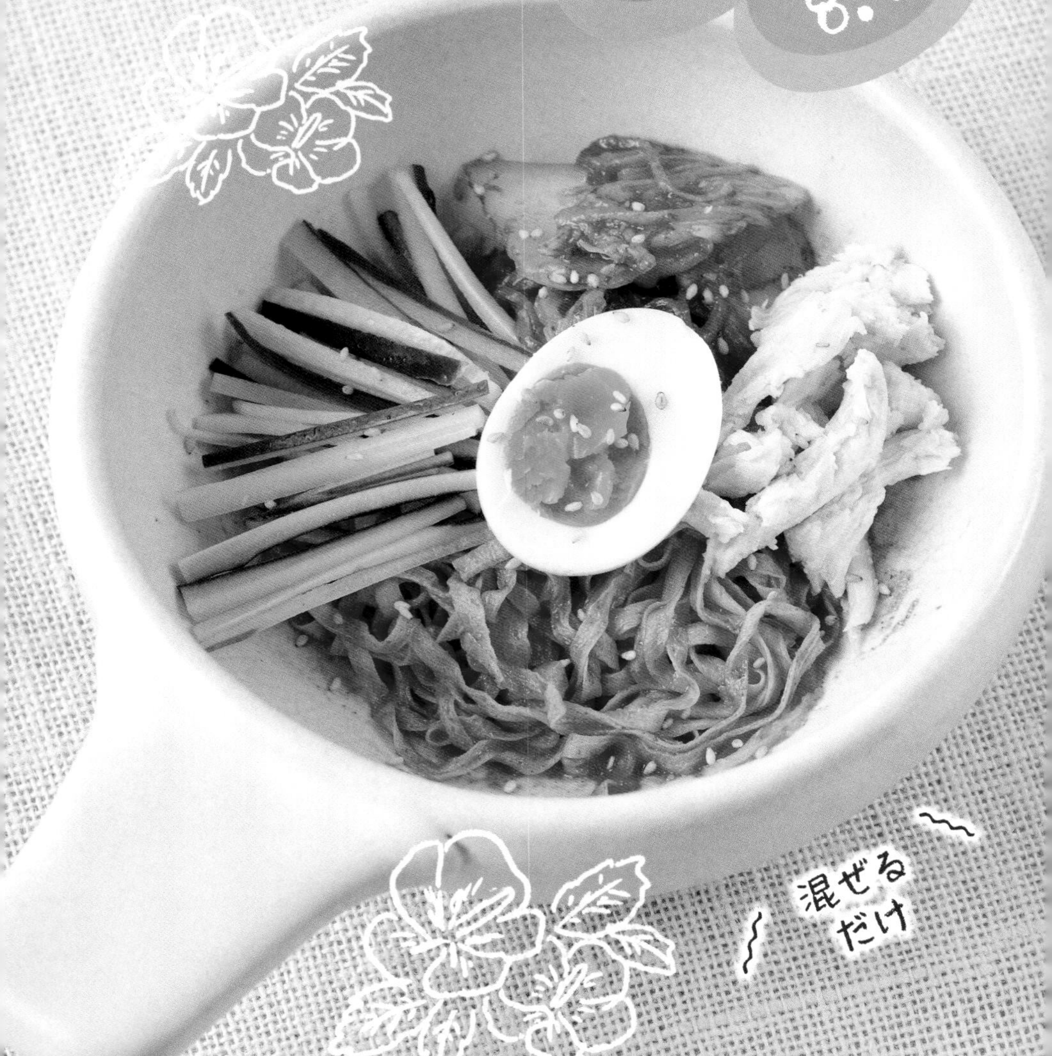

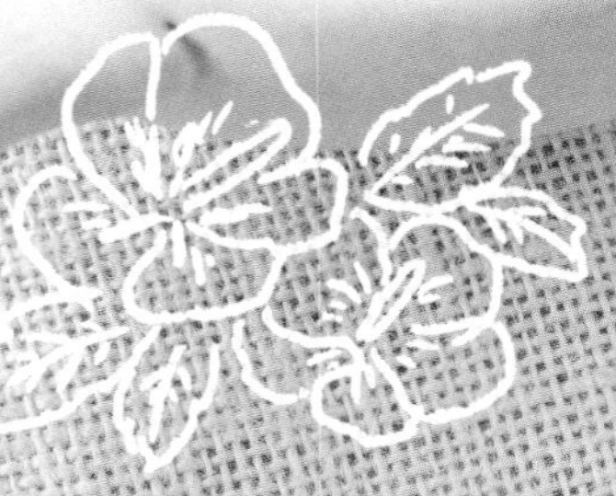

混ぜるだけ

memo 麺もタレもしっかり冷やすのが◎　一味唐辛子や豆板醤を少し足してさらに辛くしても。

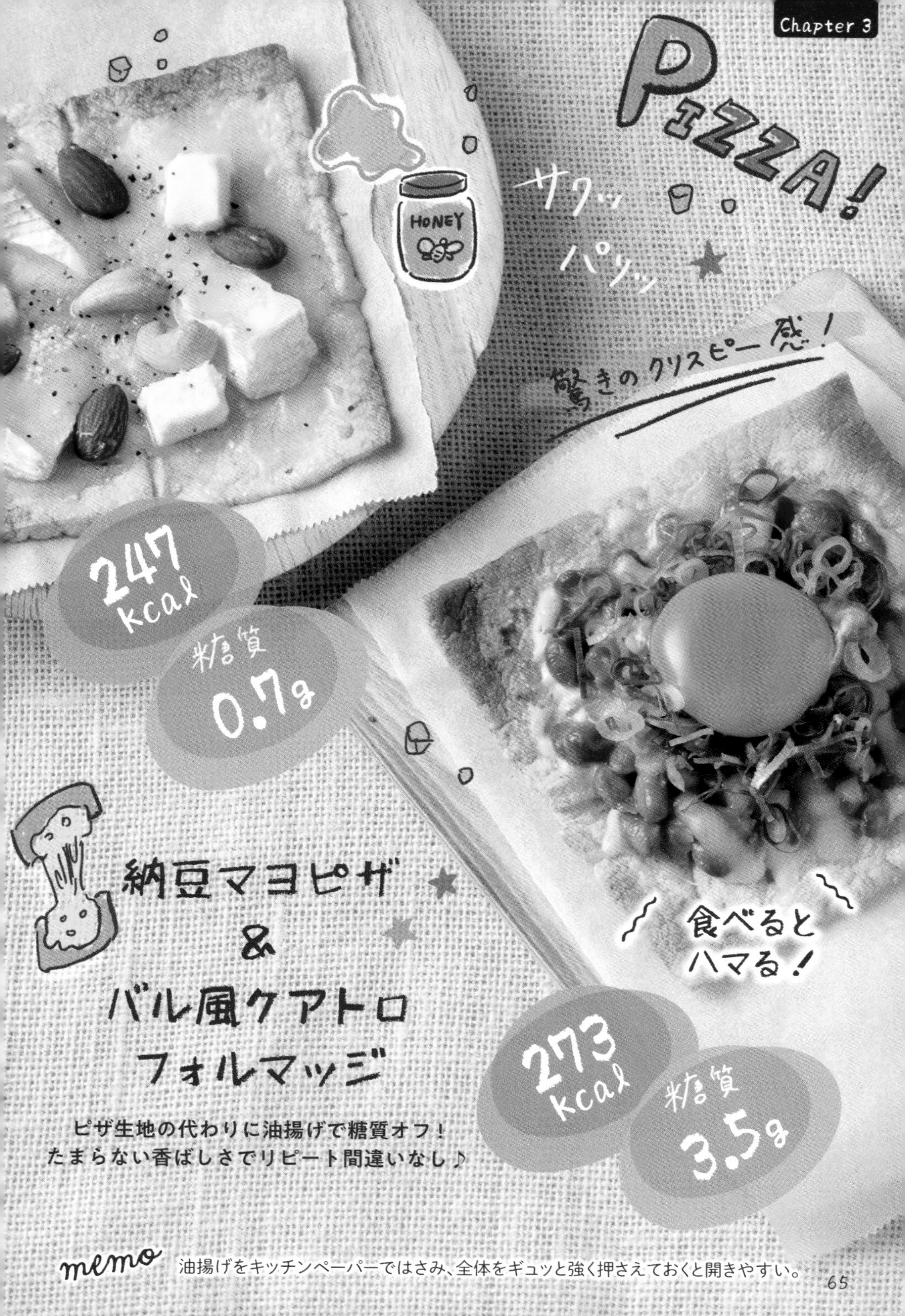

納豆マヨピザ & バル風クアトロフォルマッジ

ピザ生地の代わりに油揚げで糖質オフ！
たまらない香ばしさでリピート間違いなし♪

memo 油揚げをキッチンペーパーではさみ、全体をギュッと強く押さえておくと開きやすい。

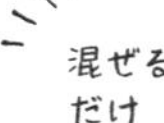

混ぜるだけ

ビビン麺

材料 1人分

〈たれ〉

Ⓐ
コチュジャン…大さじ1
しょう油…小さじ1
ラカントS(砂糖)…3g
酢…大さじ1/2
にんにくチューブ…2cm

糖質0g麺
(P59参照)…1袋
塩…0.4g
ごま油…小さじ1

〈トッピング〉
キムチ…ひとつかみ(40g)
きゅうり(千切り)…1/3本
サラダチキン、蒸し鶏、鶏ハムなど
　好みの調理された鶏肉*1…適量
塩こうじ漬煮卵(コラム参照)…1/2個
白ごま…適量

*1　P103バンバンジーレシピのゆで鶏でもOK。

作り方

1 Ⓐを合わせて混ぜ、たれを作る。冷蔵庫で冷やしておく。

2 しっかり水切りした麺に(P59コラム参照)、ごま油と塩をからめる。

3 たれをかけて和え、好みのトッピングをする。

糖質 8.9g | カロリー 164Kcal | 脂質 7.7g | たんぱく質 11.0g | 食物繊維 13.4g

column

塩こうじ漬煮卵の作り方

材料 たまご…1個　Ⓐ塩こうじ・水(混ぜておく)…各大さじ1/2

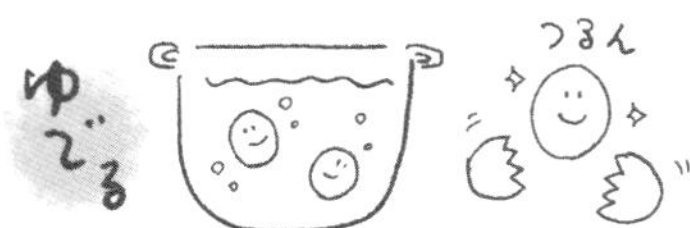

冷蔵庫から取り出した卵を沸騰したお湯にそっと入れる。8～9分ゆで、冷めたら殻をむく。

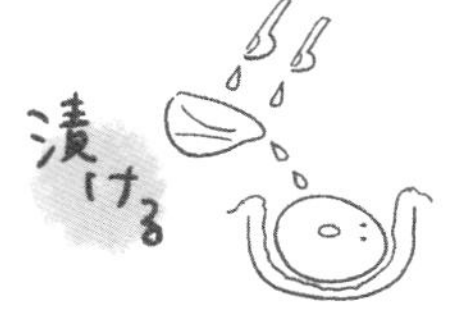

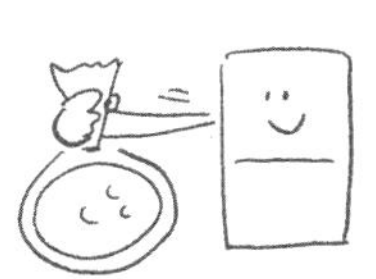

小さな器にラップを敷き、ゆでたまごを入れる。Ⓐを上からかけ、ラップを巾着のように包んで、輪ゴムで口を閉じる。冷蔵庫で1日漬ける。

食べるとハマる!

納豆マヨピザ&バル風クアトロフォルマッジ

納豆マヨピザ

材料 1人分

油揚げ…1枚
塩…0.4g
マヨネーズ…大さじ1/2

納豆…1パック
溶けるミックスチーズ
　…ひとつかみ(約10g)

薬味ねぎ…ひとつかみ
卵黄…1個

作り方

1 油揚げは油抜きし、キッチンペーパーで押さえてしぼり、水気を切る。

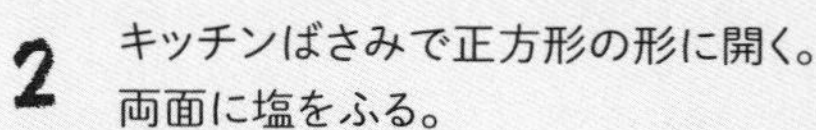

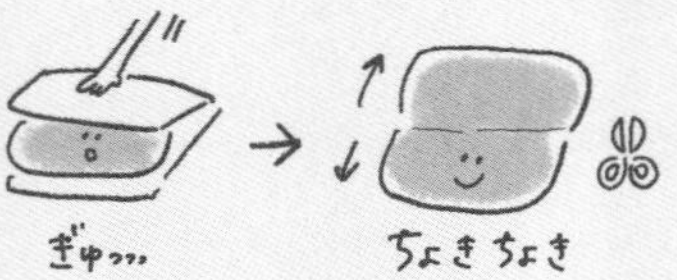

2 キッチンばさみで正方形の形に開く。両面に塩をふる。

3 茶色の面を上にして耐熱皿にのせ、レンジ600W約3分加熱する。

4 パリパリになった油揚げを茶色の面を上にして、アルミホイルの上に乗せる。

5 油揚げにマヨネーズを塗り広げ、たれを入れた納豆をのせ、チーズを散らす。

6 トースターで、油揚げがこんがりし、チーズが溶けるまで焼く。油揚げが焦げそうならアルミホイルでカバーする。

7 薬味ねぎと卵黄をのせる。

糖質 3.5g | カロリー 273Kcal | 脂質 21.4g | たんぱく質 17.7g | 食物繊維 3.1g

バル風クアトロフォルマッジ

材料 1人分

油揚げ…1枚
バター…5g

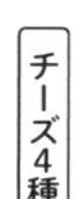
チーズ4種

①クリームチーズまたはカッテージチーズ…適量(1/2ピース、10g)
②カマンベールチーズまたはブルーチーズ…適量(1ピース、18g)
③溶けるミックスチーズ(モッツァレラチーズ入りがおすすめ)…15g
④粉チーズ…小さじ1

ミックスナッツ(好みで)…適量
ブラックペッパー…少々
はちみつやアガベシロップなど…適量

作り方

1 油揚げは納豆マヨピザの作り方**1**、**2**を参照。塩はふらずに両面に溶かしたバターを隅々まで塗る。

2 茶色の面を上にして耐熱皿にのせ、レンジ600W約3分加熱する。

3 パリパリになった油揚げを茶色の面を上にして、アルミホイルの上にのせる。

4 チーズを材料の上から順に散りばめ、好みでナッツを散らす。

5 トースターで、油揚げがこんがりし、チーズが溶けるまで焼く。油揚げが焦げそうならアルミホイルでカバーする。

6 ブラックペッパーをふり、はちみつやアガベシロップをたらす。

糖質 0.7g | カロリー 247Kcal | 脂質 21.9g | たんぱく質 14.0g | 食物繊維 0.3g

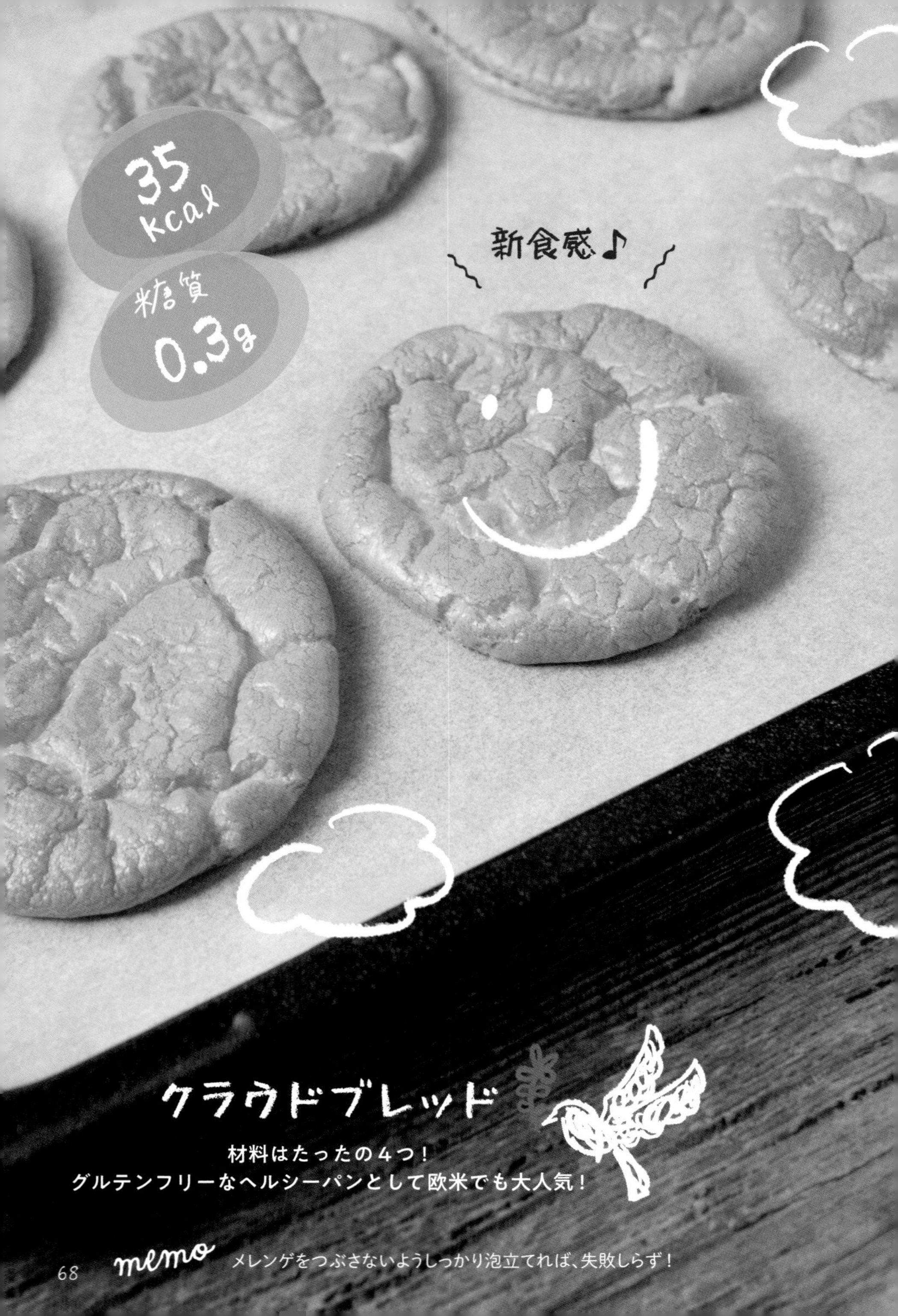

35 kcal

糖質 0.3g

新食感♪

クラウドブレッド

材料はたったの4つ！
グルテンフリーなヘルシーパンとして欧米でも大人気！

memo メレンゲをつぶさないようしっかり泡立てれば、失敗しらず！

ビッグハンバーガー

ダイエット中でも罪悪感なく食べられる！
あの香りと味がおうちで…！

驚きの
ソース
再現率☆

416
kcal

糖質
3.8g

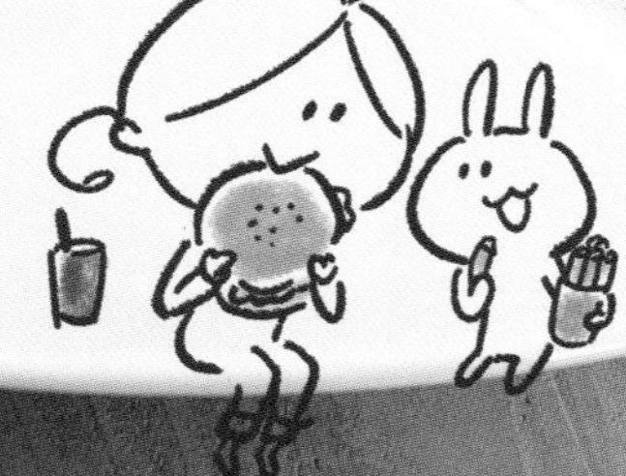

memo 好みで玉ねぎのみじん切りやスライスピクルス、アボカドやトマトなどをはさんでも！

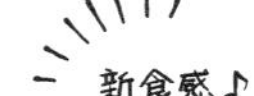

新食感♪

クラウドブレッド

凍

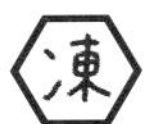

材料 6個分

たまご(M)…2個
カッテージチーズ(裏ごしタイプ)*1…50g
ラカントS(砂糖)…3g
ベーキングパウダー…3g

*1 クリームチーズでも可(レンジ加熱、または室温に戻して柔らかくして練り混ぜておく)。

作り方

1 オーブンは170°Cに予熱しておく。

2 卵白と卵黄を分け、卵黄はカッテージチーズと合わせてよく混ぜる。

3 メレンゲを作る(卵白は冷えている方がきめ細かい泡になります)。

①ボウルに卵白を入れ、電動ミキサーで高速1分泡だてる。
②ラカントSとベーキングパウダーを加える。
③さらに高速1分、その後低速にして1分泡だて、
しっかり角が立ち、きめ細かいメレンゲを作る。

4 メレンゲを**2**のボウルに3回に分けて入れる。
1回目はしっかり混ぜ、2、3回目は泡をつぶさないよう切るように混ぜる。

5 オーブンシートを敷いた天板に、生地を1/6ずつ雲をイメージしながらこんもりのせていき、オーブン170°Cで15～18分ほど焼く。

クラウドブレッドのいいところ
雲みたいな見た目と食感が楽しい
たまごとチーズで最高に香ばしいっ!
クセがないので甘い系にもしょっぱい系にもぴったり
パンのカロリーを気にせず、好きな具材を楽しめる

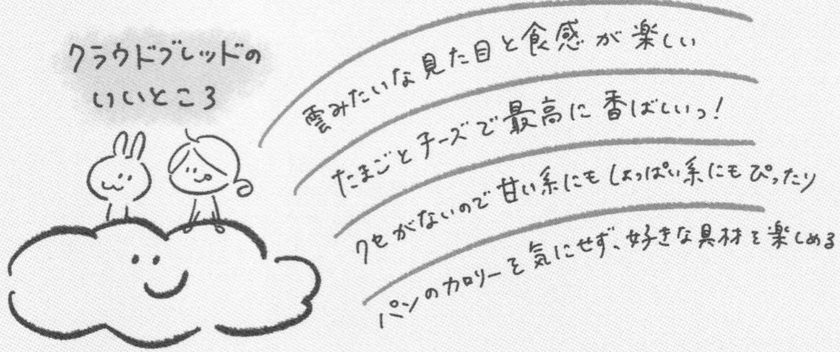

糖質	カロリー	脂質	たんぱく質	食物繊維
0.3g	35Kcal	2.2g	3.6g	0g

*1個分

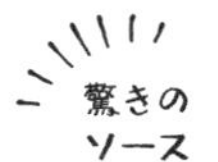

驚きのソース再現率☆

ビッグハンバーガー

材料　1人分

クラウドブレッド…2枚
ハンバーグ（P86、87参照）…1個
レタス…適量
スライスチーズ（溶けないタイプ）*1…1枚

*1　チェダーチーズがおすすめ

〈ハンバーガーソース　2人分〉
ディジョンマスタード…大さじ1/2
ピクルスみじん切り…1/2本分（大さじ1/2）
ガーリックパウダー、オニオンパウダー…各小さじ1/4
パプリカパウダー…小さじ1/6
マヨネーズ…大さじ2
白ワインビネガー…小さじ1/2

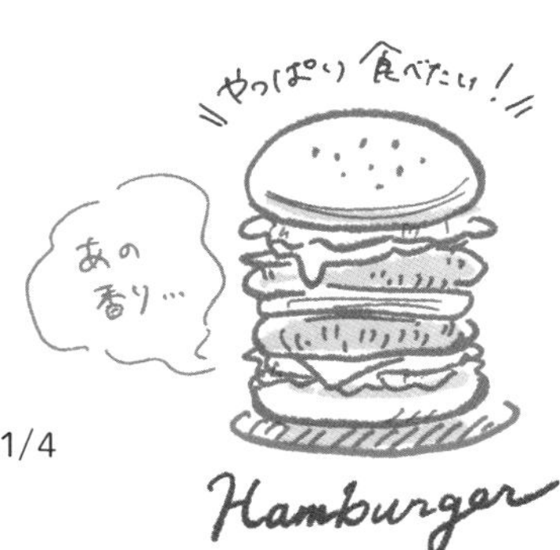

作り方

1 ハンバーガーソースの材料をすべて混ぜる。

2 クラウドブレッドの表を下にして置き、1人分のソースの1/2量を塗り広げる。

3 チーズ、レタス、ハンバーグを重ね、その上に残りのソースを塗り、クラウドブレッドではさむ。

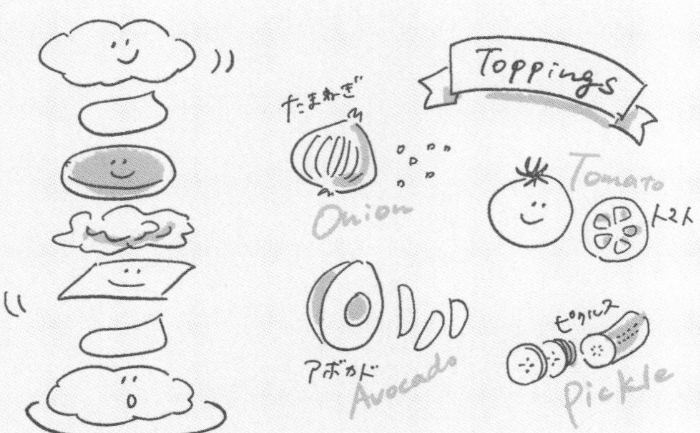

糖質 3.8g ｜ カロリー 416Kcal ｜ 脂質 30.2g ｜ たんぱく質 31.7g ｜ 食物繊維 0.8g

おからのスコップコロッケ

言われないとおからってわからない。甘めのなつかしい味！

まるめず簡単、
揚げずにヘルシ〜!!
昔ながら
の味！
ほくほく
177
kcal
糖質
7.0g

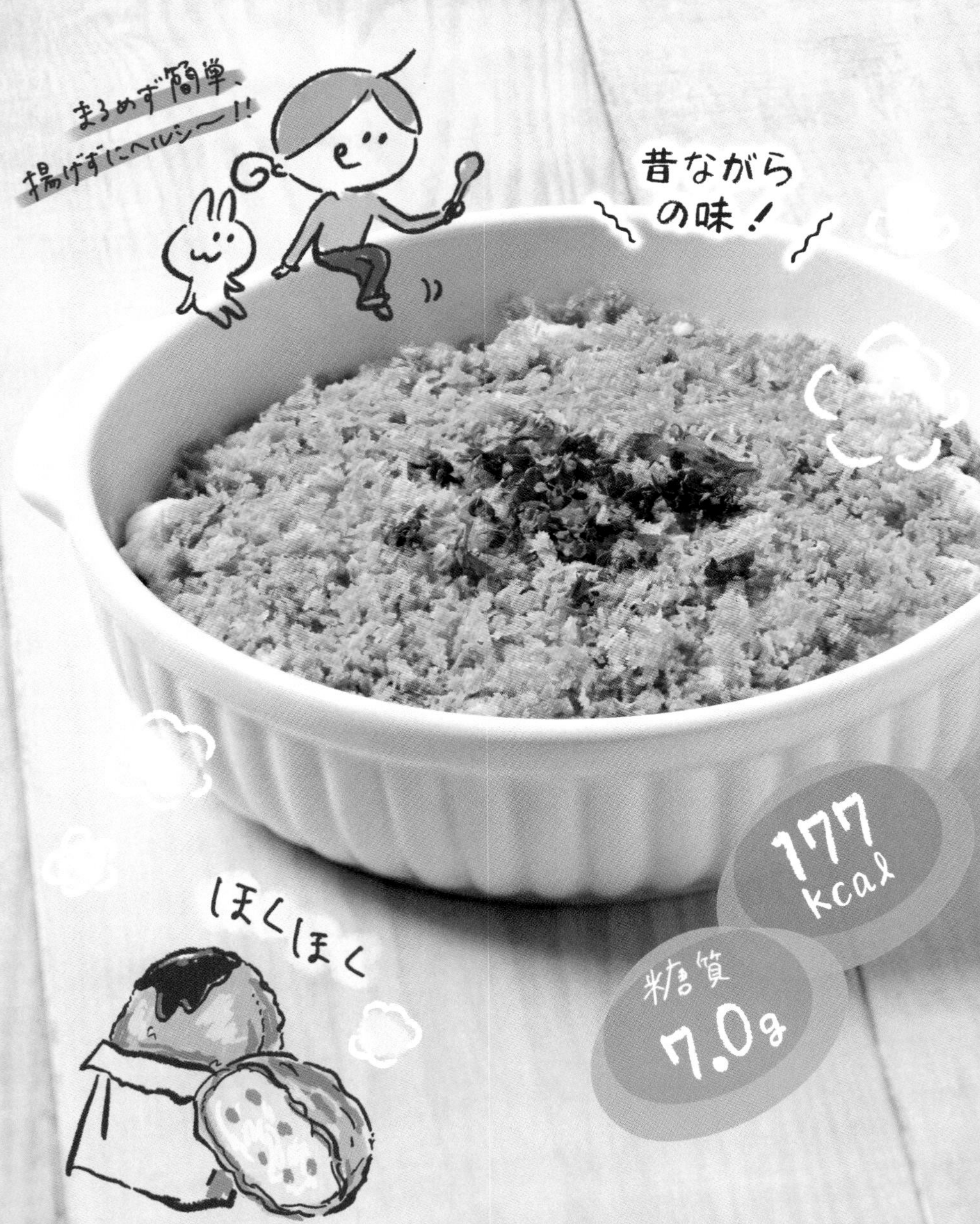

memo タネにマヨネーズを少し混ぜると濃厚さがアップ！

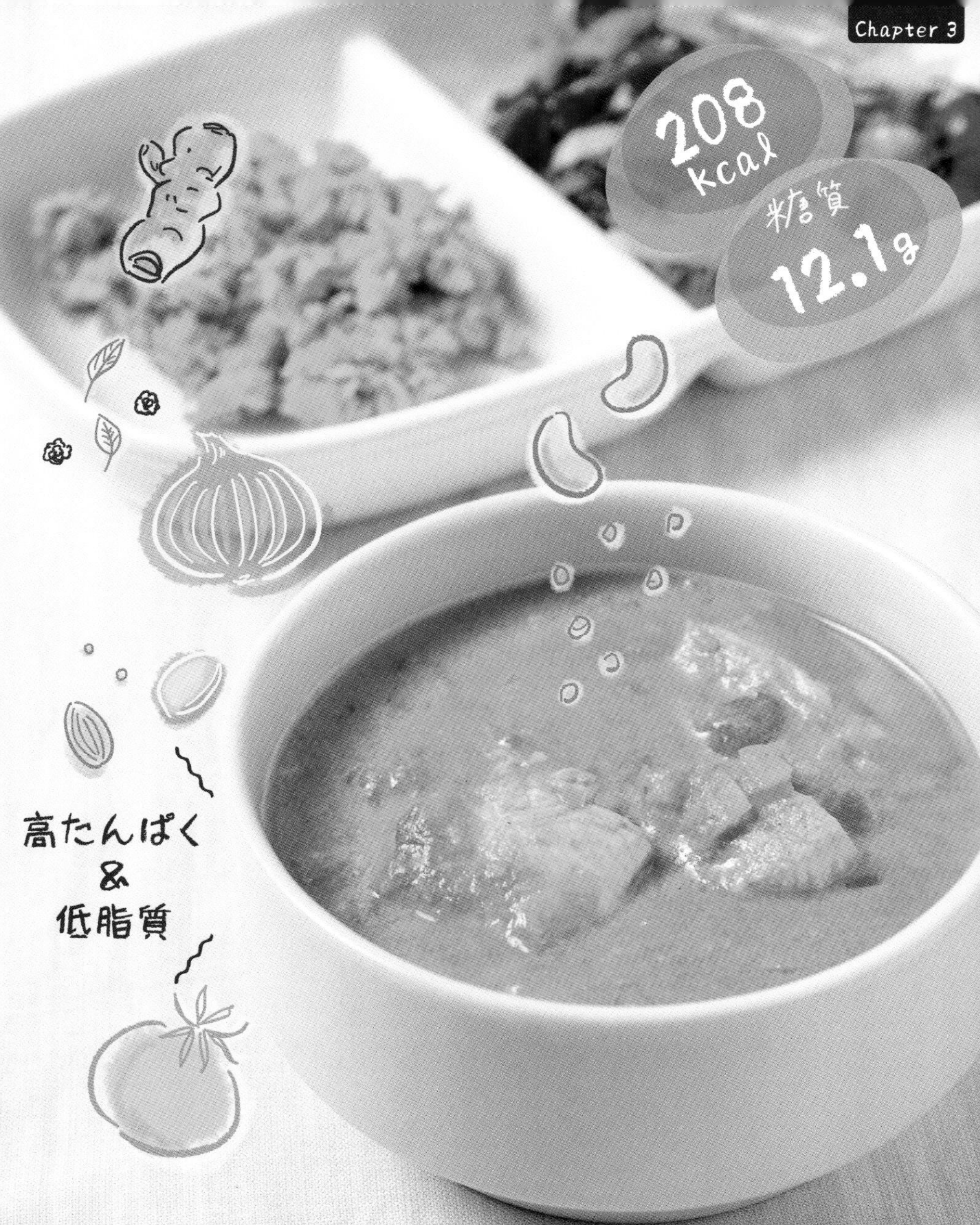

濃厚バターチキンカレー

むね肉柔らか、コクたっぷり～の秘密は、塩こうじとピーナッツバター。

memo　ごはんの代わりにオートミールターメリックライスで、低糖質！

昔ながらの味！

おからのスコップコロッケ

材料 小さめグラタン皿（10cm×15cm） 2皿分

Ⓐ
- 合いびき肉…50g
- 玉ねぎ（みじん切り）…40g
- しょう油、みりん
  …各小さじ2～大さじ1
- ラカントS（砂糖）…15g
- 塩…1g

Ⓑ
- 生おから（しっとりタイプ）*1…120g
- 絹豆腐…60g
- 無調整豆乳（牛乳でも可）…20mℓ

- マヨネーズ（好みで）…小さじ1
- 低糖質パン粉
  （乾燥タイプか生タイプ）…8～15g*2
- オリーブオイル
  …小さじ1
- パセリ（好みで）
  …適量
- ソース（好みで）
  …適量

*1 パサパサタイプの生おからやおからパウダーを使う際は、水を加えてしっとり生おからにしてから作ってください（風味や食感は異なる場合があります）。
*2 グラタン皿の大きさによって決める。

作り方

1. グラタン皿にパン粉を入れて量を決め、フライパンでオリーブオイルと和えてこんがり色がつくまで乾（から）いりする。
2. 耐熱ボウルにⒶを入れて混ぜ、ふんわりラップしてレンジ600W約2分加熱しほぐす。
3. **2**にⒷを加えて豆腐がなめらかになるようつぶし混ぜ、追加で約1分半加熱。好みでマヨネーズを加えて混ぜる。
4. 1/2ずつグラタン皿に入れて**1**のパン粉をふりかけ、トースターで軽く焼く。火は通っているので、パン粉をサクッと香ばしくさせる程度でOK！トースターなしでも食べられます。
5. 好みで仕上げにパセリを散らし、ソースをかける。

糖質 **7.0g** | カロリー **177Kcal** | 脂質 **7.9g** | たんぱく質 **10.2g** | 食物繊維 **8.3g**

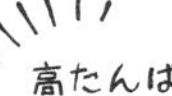

高たんぱく＆低脂質

濃厚バターチキンカレー

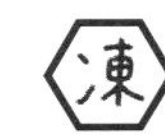

材料 4人分

- 鶏むね肉（皮は除く）…300g

Ⓐ
- プレーンヨーグルト（無糖）…200g
- カレー粉…大さじ1
- 塩こうじ…大さじ2

- バターまたはギー…15g
- にんにく（みじん切り）…1片
- しょうが（すりおろし）…1片
- 玉ねぎ（みじん切り）…1/2個（120gくらい）
- カレー粉…大さじ1
- ホールトマト缶…1缶（400g）
- アーモンドミルク（無糖）…150mℓ
- ラカントS（砂糖）…25～35g
- ピーナッツバター（無糖・有塩）…10g
- しょう油…小さじ1
- 塩…0.4g

〈トッピング〉
- カシューナッツ（軽くくだく）（好みで）…適量
- 好みの野菜…適量

作り方

1 鶏肉はフォークなどで全体に穴をあけ、一口大にカットする。

2 ポリ袋に**1**の鶏肉とⒶを入れてもみ、30分以上漬け込む。

3 鍋にバターを溶かし、にんにくとしょうがを入れ、香りが立ってきたら玉ねぎを入れて弱火でじっくり炒める。

4 玉ねぎがしんなりして軽く色づいたら、カレー粉大さじ1を加えて1分ほど炒める。

5 トマト缶を入れて果肉をつぶし、煮立ってから約7分中火で炒め煮して、酸味を飛ばす。

6 いったん火を止め、**2**のポリ袋の中身すべてとアーモンドミルク、ラカントS25gを鍋に入れて混ぜ、沸騰したらふたをして鶏肉に火が通るまで弱火で約5分煮る。肉が硬くなるので、煮込み過ぎないよう注意。

7 火を止め、少量のカレーを加えて溶かしたナッツバターを鍋に入れ、しょう油で味を調える。味をみて塩を加え、酸味が強ければラカントSを追加する。

8 器によそい、好みでカシューナッツを散らす。好みの野菜を添える。

糖質 **12.1g** | カロリー **208Kcal** | 脂質 **6.9g** | たんぱく質 **23.0g** | 食物繊維 **4.1g**

オートミールでターメリックライス風

材料 1人分

Ⓐ
- オートミール(ロールドタイプ)…30g
- ターメリック…2ふり程度
- コンソメ…少々
- 水…50mℓ

オリーブオイル(好みで)…ひとまわし

〈トッピング〉
生パセリ(乾燥でも可)(好みで)…適量

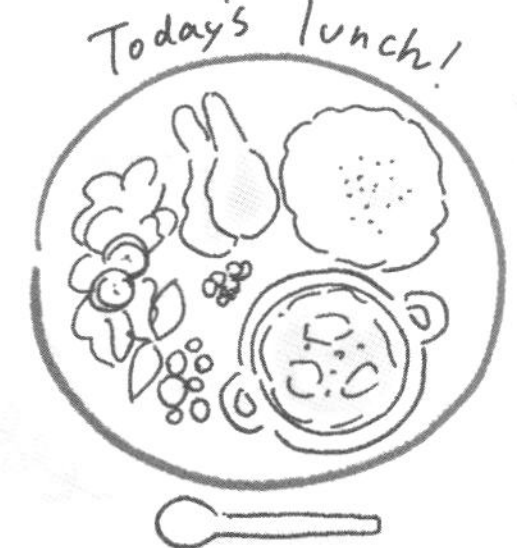

作り方

1 Ⓐを混ぜて2〜3分浸水させ、レンジ600W約1分加熱してほぐす。

2 好みでオリーブオイルをひとまわしして混ぜ、パセリをふりかける。

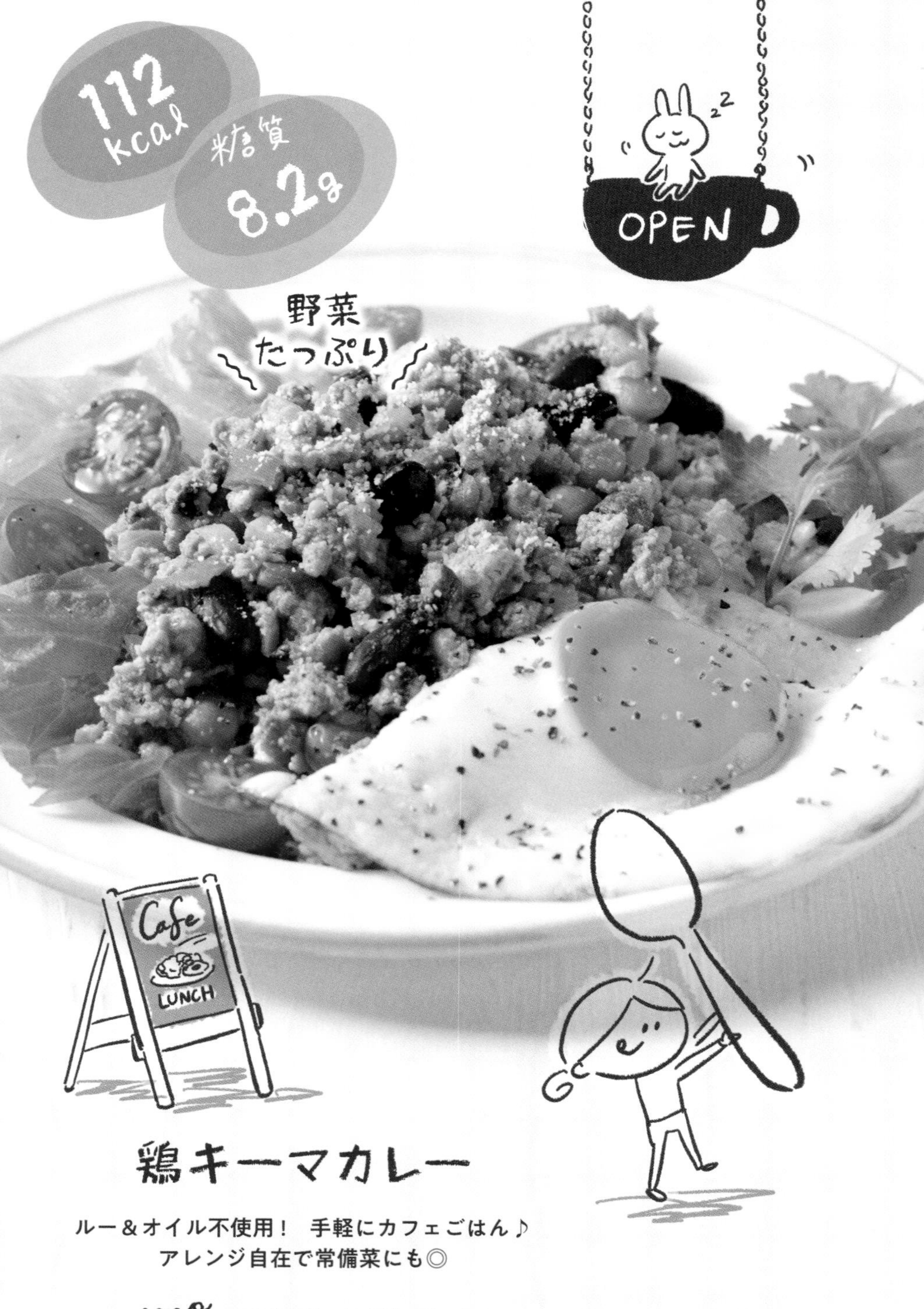

鶏キーマカレー

ルー＆オイル不使用！　手軽にカフェごはん♪
アレンジ自在で常備菜にも◎

memo　万能常備菜にも。野菜で巻いたり、パンにのせてチーズをかけて焼いたり。

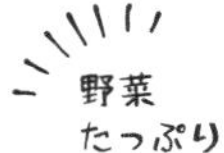

鶏キーマカレー

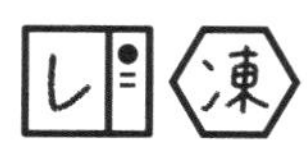

材料 3〜4人分

Ⓐ
- 鶏ひき肉…200g
- たまねぎ(みじん切り)…1/4個(60g)
- にんにく、しょうが(共にみじん切り)…各1片
- 顆粒コンソメ…小さじ2
- カレー粉…大さじ1

Ⓑ
- マッシュルーム(みじん切り)(他のきのこでも可)…3個
- ピーマン(みじん切り)…2個
- ミックスビーンズ…70g
- ケチャップ…大さじ2
- しょう油…小さじ1
- こしょう…少々
- 水…大さじ3

〈トッピング〉
目玉焼き(好みで)…1個

〈付け合わせ〉(好みで)
プチトマト…2〜3個
グリーンリーフやパクチーなど…適量
粉チーズ、ブラックペッパー…適量

作り方

1. 大きめの耐熱ボウルにⒶを入れて混ぜ、ボウルの底に広げる。
2. すき間があくようにふんわりラップをかけ、レンジ600W約2分半加熱してほぐす。
3. Ⓑを加えて混ぜ、追加で約7分加熱する。

糖質 8.2g ｜ カロリー 112Kcal ｜ 脂質 3.0g ｜ たんぱく質 12.3g ｜ 食物繊維 3.0g

＊1/4量

オートミールごはん

材料 1人分

オートミール(ロールドタイプ)…30g
顆粒コンソメ、鶏がらスープの素、顆粒和風だし、いずれか…0.5g
水…50㎖

下味つきで
オートミール感なし!

作り方

1. 材料をすべて合わせて混ぜ、2〜3分浸水させる。
2. レンジ600W約1分加熱してほぐす。

おすすめの食べ方
オートミールごはんをお皿に盛り、グリーンリーフをのせて鶏キーマをかける。目玉焼き、プチトマト、パクチーを添えて、粉チーズやブラックペッパーふりかけ、カフェ風キーマプレートのできあがり。

さば茄子(なす)トマトカレー

味噌をきかせた甘辛スパイシー！
さばの臭みがないので、さば缶苦手な人でも◎

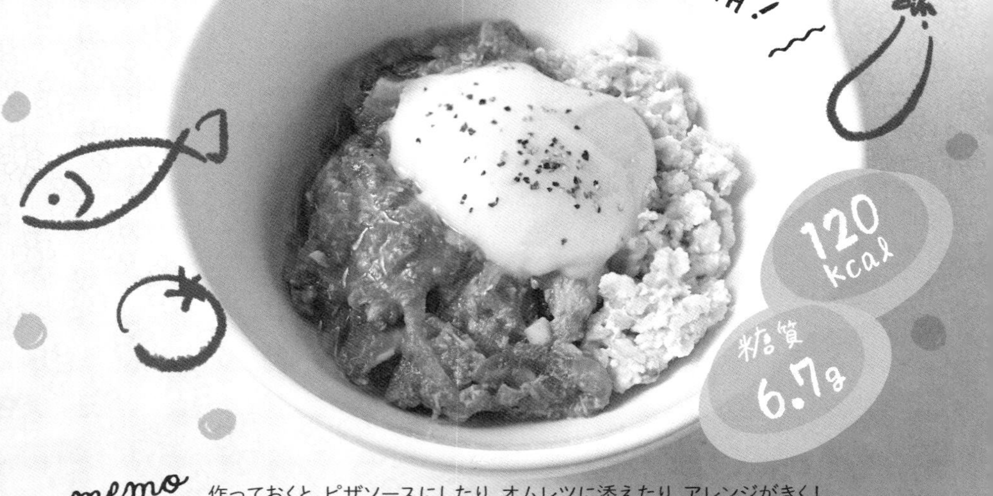

ルー&オイル不使用！

120 Kcal
糖質 6.7g

memo 作っておくと、ピザソースにしたり、オムレツに添えたり、アレンジがきく！

ルー&オイル不使用！

さば茄子トマトカレー

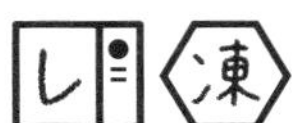

材料 3〜4人分

カットトマト缶…1/2缶(200g)
さばの水煮缶…1缶(190g)
Ⓐ カレー粉、ケチャップ…各大さじ1
Ⓐ 味噌、しょう油、みりん…各小さじ1
Ⓐ ラカントS(砂糖)…13g

玉ねぎ…1/4個(60g)
しいたけ(スライス)…4個
にんにく、しょうが(共にみじん切り)…各1片
茄子(1.5cm角切り)…1本

〈トッピング〉
温泉卵(好みで)(P31参照)…1個
ブラックペッパー…少々

作り方

1. 具材をカットする。玉ねぎは繊維を断つように横にスライスする。
2. 大きめの耐熱ボウルにⒶを入れて混ぜ、トマト缶を入れて混ぜる。
3. さば缶を身を崩しながら汁ごと入れ、残りの具材もすべて加えて混ぜる。
4. すき間をあけてふんわりラップし、レンジ600W約10分加熱する。
加熱途中で一度取り出して混ぜる。
5. 好みでオートミールごはん（P77）を盛り、カレーをかけ上に温泉卵をのせて、
ブラックペッパーを軽くふって完成。

糖質 6.7g | カロリー 120Kcal | 脂質 5.2g | たんぱく質 11.3g | 食物繊維 2.7g

＊1/4量

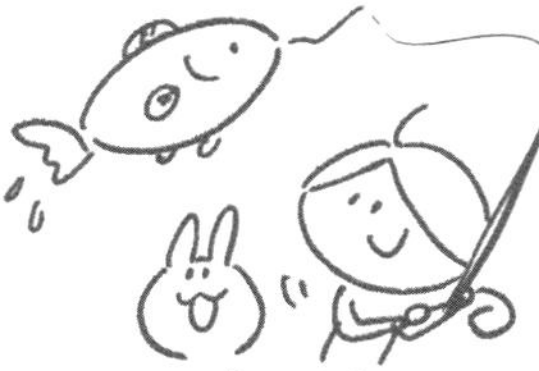

これも糖質オフ？

Chapter 4

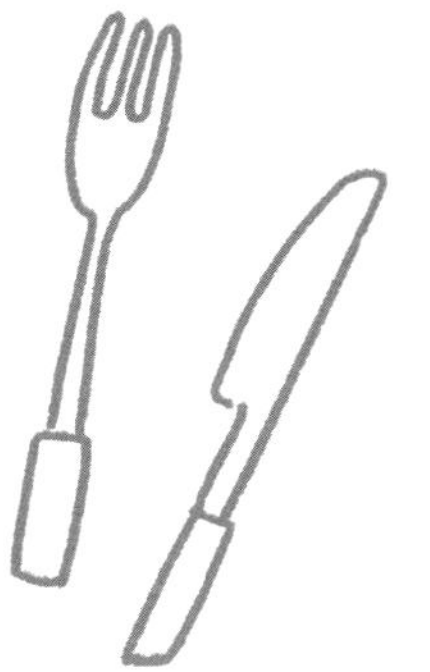

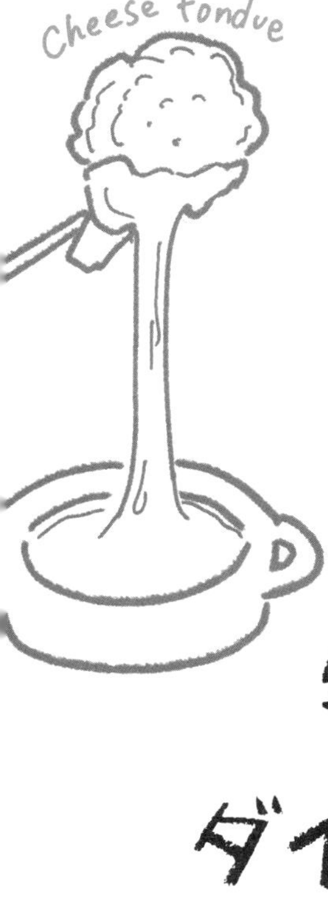

がっつりに見えるけど実はしっかりダイエットメニュー

Cheese fondue

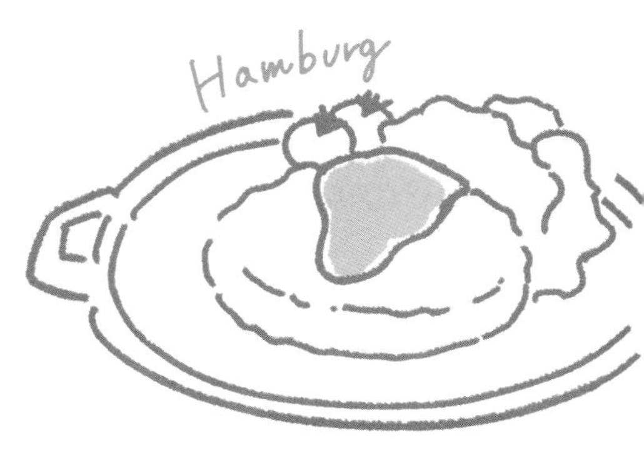

絶品低糖質アヒージョ

フライパンで豪快に楽しんで！　具材はmameおすすめの低糖質具材！

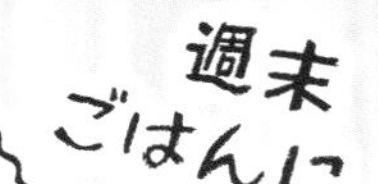

週末ごはんに！

225 kcal

糖質 5.0g

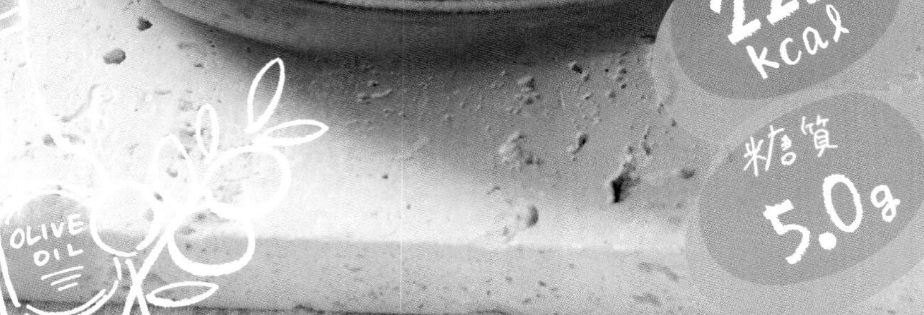

memo 残ったオイルはいい出汁(だし)が出ているので、炒め物やパスタなど、料理などに使うのも◎。

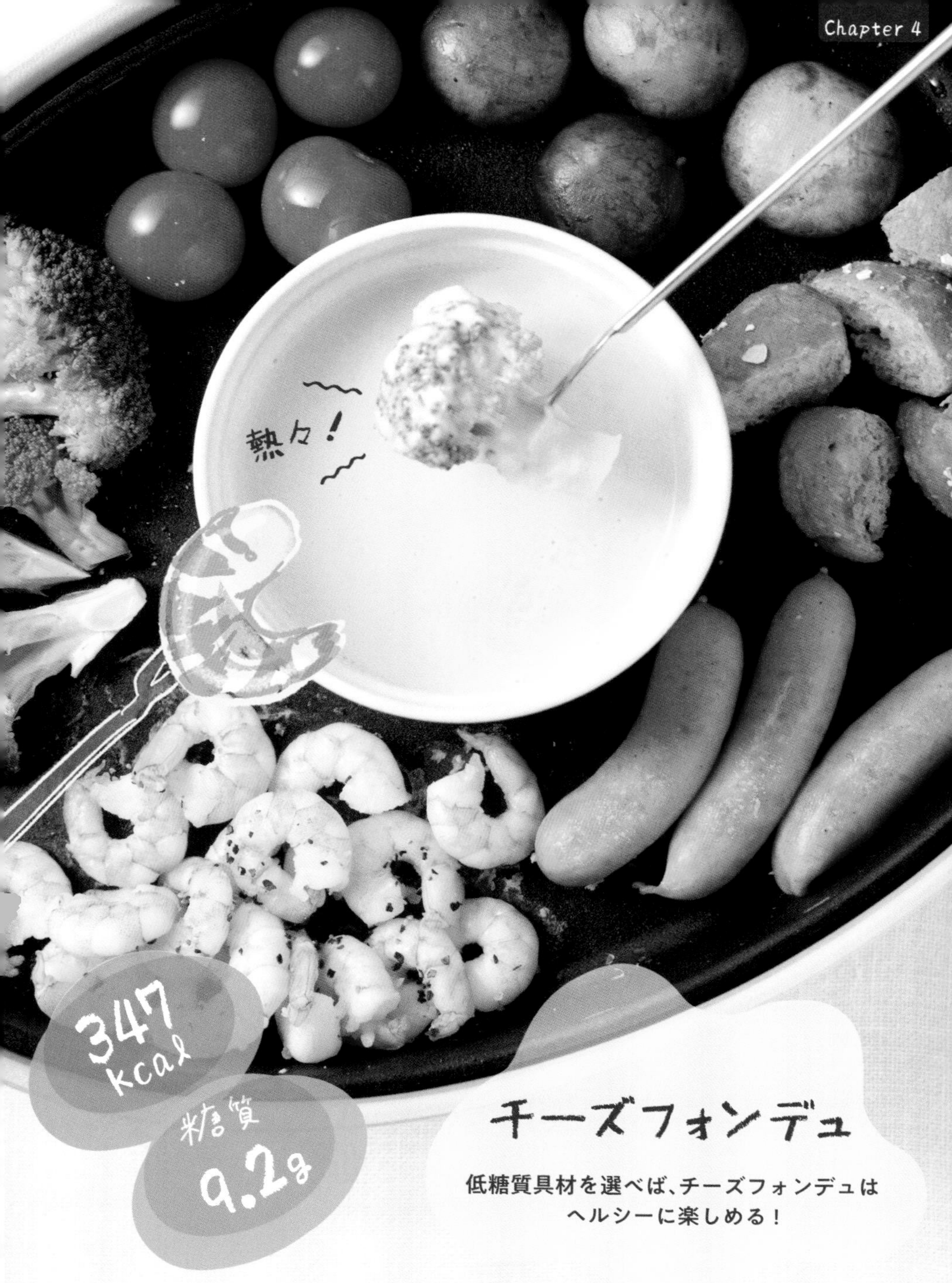

チーズフォンデュ

低糖質具材を選べば、チーズフォンデュは
ヘルシーに楽しめる！

memo チーズとコーンスターチを先によく混ぜておくことでダマしらず！

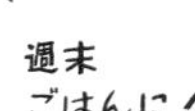

週末ごはんに！

絶品低糖質アヒージョ

材料 20cmフライパン　1つ分（2人分）

オリーブオイル…200mℓ
にんにく（みじん切り）…1片
鷹の爪（輪切り）…1本
ハーブソルト*1…3g

〈具材〉
牡蠣（海老、たこ、ホタテ、鶏肉、砂肝などもおすすめ）…120g
マッシュルーム（エリンギもおすすめ）…6個
ブロッコリー（小房に分けて下ゆでしておく）…1/2株
プチトマト…4個
カマンベールチーズ（モッツァレラチーズでも可）…4ピース
カシューナッツ（好みで）…適量
生パセリ（乾燥でも可）（好みで）…適量

*1　マジックソルトやクレイジーソルトなど好みのもの。なければ普通の塩でOK。

作り方

1 オリーブオイルににんにくと鷹の爪を入れ、弱火で煮る。

2 にんにくが薄く色づき香りが立ってきたら、下処理済みの牡蠣*2とマッシュルームを入れて、火を通す。

3 ブロッコリー、プチトマト、好みでカシューナッツを入れ、ハーブソルトを加えて少し煮る。

4 火を止め、食べる直前にチーズを入れて、パセリをふりかける。熱々のうちに食べ、冷めてきたら再加熱を。オイルは低糖質パンなどにつけて食べるとおいしい！

*2牡蠣の下処理について

1 牡蠣120gに塩小さじ1と片栗粉小さじ2をふり、優しく混ぜる。

2 1に400mℓほど水を注ぎ、優しく混ぜて汚れを落として水を捨てる。

3 きれいな水で2～3回サッとすすぎ、キッチンペーパーで水気を取る。

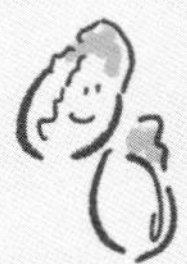
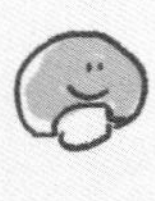
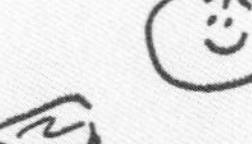

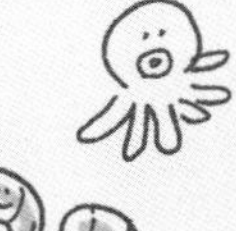

糖質	カロリー	脂質	たんぱく質	食物繊維
5.0g	225Kcal	17.7g	13.0g	2.5g

*具材のみ（吸油量は含む）

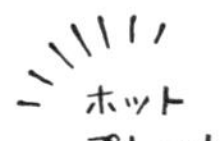

ホット
プレートで
熱々！

チーズフォンデュ

材料 2人分

Ⓐ
- 溶けるミックスチーズ…100g
- コーンスターチ（片栗粉でも可）…小さじ1（3g）
- 白ワイン*1…30mℓ
- 牛乳*1…30mℓ
- カレー粉（味変をしたい場合）（好みで）…適量

〈具材〉
- 下処理した海老*2…6尾（写真は冷凍のむき海老100g）
- ソーセージ…2〜3本
- マッシュルーム（エリンギもおすすめ）…4個
- ブロッコリー（小房に分けて下ゆでしておく）…1/2株
- プチトマト…4個
- オートミール塩パン（P34）や低糖質パンなど…適量
- 塩、こしょうやハーブソルト（好みで）…適量
- 焼く用のオイル…適量

*1　白ワインと牛乳は合わせて60mℓに。白ワインでコクアップな大人味、子ども向けなら牛乳だけでもOK。

作り方

1. ポリ袋にミックスチーズとコーンスターチを入れ、チーズ全体に粉がまぶされるようにシャカシャカふる。
2. 耐熱容器（直径10cmくらいのココットがおすすめ）に**1**を入れ、Ⓐを入れて混ぜる。
3. ラップなしでレンジ600W約1分半加熱し、底からしっかり混ぜてトロトロになればOK。加熱時間は要調整。吹きこぼれないよう注意して。
4. 薄くオイルを塗ったホットプレートに**3**をのせ、その横で具材を焼き（必要なら塩こしょうする）、チーズにつけて食べる。
5. チーズは時々底からかき混ぜて。固まってきたら白ワインまたは牛乳を少しずつ入れてのばす。

*2海老の下処理について

1. 海老は尾を残して殻をむき、背中に切り込みを入れ、背わたがある場合は取り除く。
2. ボウルに片栗粉、水を各大さじ2、塩小さじ1/2を入れて混ぜる。
3. **2**に海老を入れてもみ、汚れが浮いてきたら流水できれいに洗い流して、キッチンペーパーで水気をふき取る。

糖質 9.2g | カロリー 347Kcal | 脂質 20.9g | たんぱく質 28.2g | 食物繊維 3.4g

和風&洋風厚揚げハンバーグ

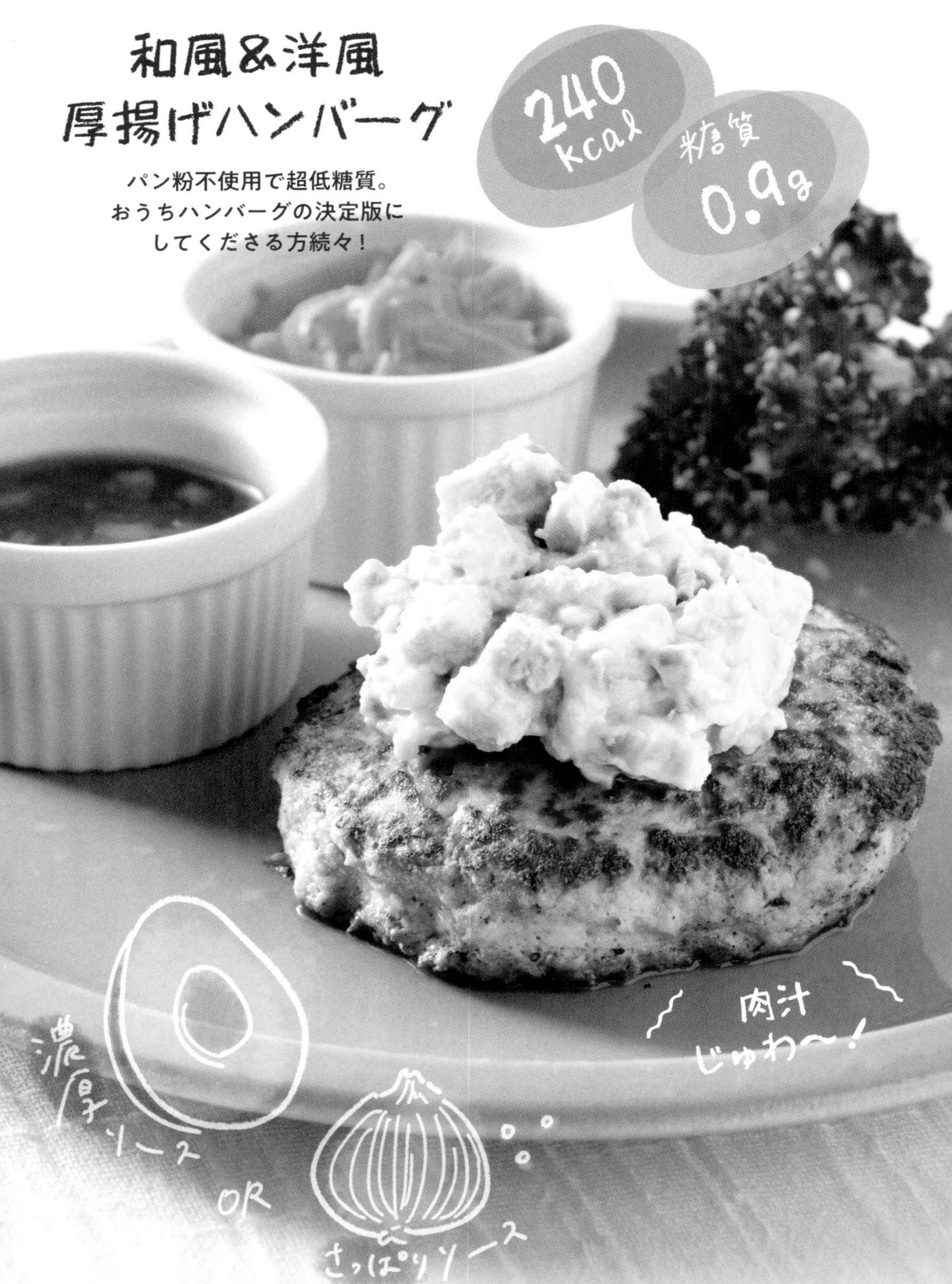

パン粉不使用で超低糖質。
おうちハンバーグの決定版に
してくださる方続々!

memo 厚揚げを使用するので、水切りが不要! 豆腐より手間なし&ジューシー。

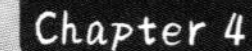

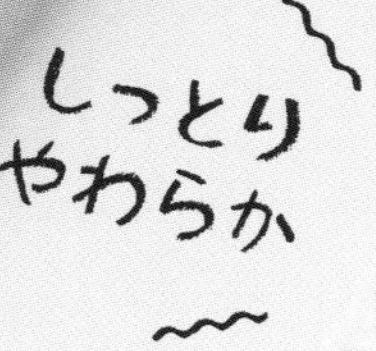

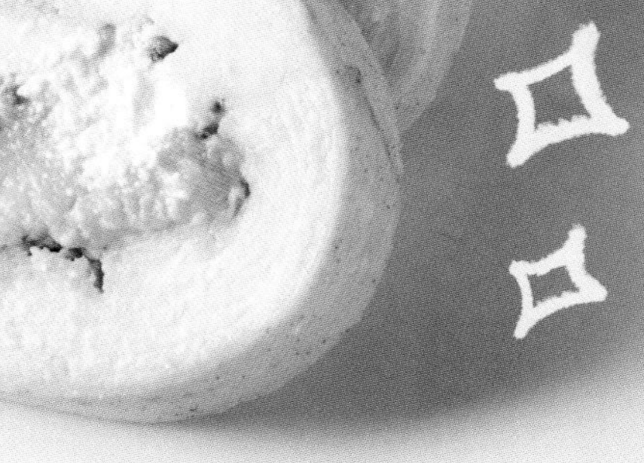

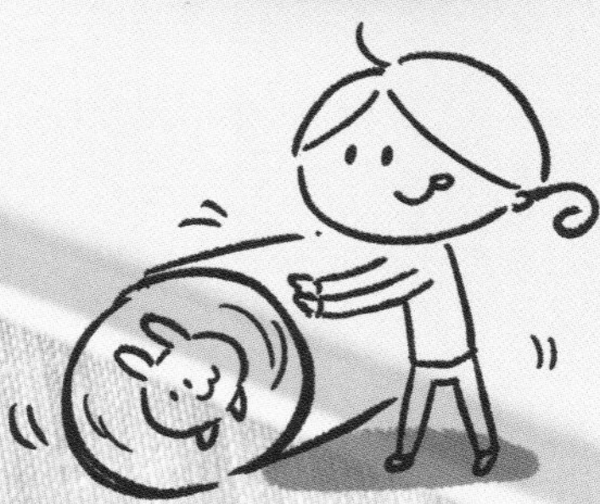

糖質 1.7g

201 kcal

アボカドとクリームチーズのレンジ蒸し鶏ロール

あっという間にできる、豪華見えおかず！

memo キムチとチーズなど、具材を変えてアレンジがきく！

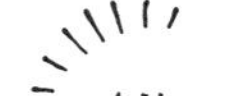

肉汁じゅわ〜！

和風&洋風　厚揚げハンバーグ

材料　3個分

厚揚げ（絹）*1…130g（中サイズ1個）
焼く用のオイル…適量

Ⓐ
合いびき肉…200g
たまご（M）…1個
プレーンヨーグルト（無糖）…大さじ1/2
塩…2g
味噌…小さじ1（6g）
こしょう…少々

〈洋風アレンジ〉
塩を1g追加、味噌小さじ1→粉チーズ大さじ1/2に。

*1　ハンバーグのタネがゆるくなる場合、片栗粉やおからパウダー、削った高野豆腐などを入れて調整。

作り方　ハンバーグ

1　厚揚げをポリ袋に入れてもみ、しっかりつぶす。
Ⓐを追加し（具材は冷たい状態で）、粘り気が出るまでよくもむ。

2　1を3等分し、手に軽くオイルをつけて空気を抜きながら楕円（だえん）形に成形し、冷蔵庫で30分以上寝かせる。

3　オイルを引いて熱したフライパンに並べ、両面中火で約3分ずつ焼いて焼き色をつける。

4　フライパンのあいているところに水大さじ1/2〜1を入れ、ふたをして弱火で約3分蒸し焼きにする。竹串を刺して、透明な肉汁が出てくればOK。

5　好みの野菜を添え、好みのソース（下記に記載）をハンバーグにかけて完成（ソースはなくてもOK）。
*写真はキャロットラペ（P127）とパセリを添え、わさびアボカドソースをかけています。

材料　ソース〈わさびアボカド〉　2人分

アボカド…60g（1/2個くらい）
カッテージチーズまたはクリームチーズ…15g
わさびチューブ…2cm
レモン汁…小さじ1
しょう油…小さじ1/2

作り方　アボカドは大き目サイコロ状にカット。残りの材料と合わせて軽くつぶし混ぜる。

材料 ソース〈オニオン酢〉 3人分

玉ねぎ…25g
酒…小さじ1/2
みりん…大さじ1/2
ラカントS(砂糖)…7g
しょう油、りんご酢(穀物酢でも可)…各大さじ1

作り方

1 玉ねぎ15g分はすりおろし、10g分は細かめのみじん切りにする。

2 1と残りの材料を合わせて混ぜる。

3 ハンバーグを取り出した後、フライパンの汚れを軽くふき取り、ソース〈オニオン酢〉を入れて少し煮詰め、ハンバーグにかける。

糖質 0.9g | カロリー 240Kcal | 脂質 16.9g | たんぱく質 19.7g | 食物繊維 0.4g

＊ハンバーグ1個分

しっとりやわらか

アボカドとクリームチーズのレンジ蒸し鶏ロール

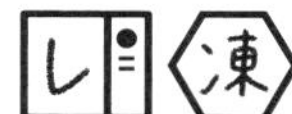

材料 2人分

鶏むね肉…300g
塩…小さじ1/2
こしょう…少々
ラカントS(砂糖)…4g
粒マスタード…大さじ1
アボカド(3等分にくし切り)…1/4個
クリームチーズ(細長い棒状に)…15g

〈トッピング〉
ブラックペッパー(好みで)…少々

作り方

1 常温に戻した鶏肉は皮と脂肪を取り除き、身の厚い部分に切り込みを入れて開き、厚みを均一にする。全体にしっかりプスプス穴をあけ、塩、こしょう、ラカントSをすり込む。

2 皮目を下にして横長に置き、全体に粒マスタードを塗り広げて手前に具材(アボカド、クリームチーズ)を並べ、ラップを使って手前からしっかり巻く。チーズがはみ出ていると焦げやすくなるので中に入れ込む。

3 巻き終わりを下にして耐熱皿にのせ、左右のラップの端は蒸気が通るように軽くあけておく。レンジ600W約2分半加熱し、裏返してさらに約2分追加加熱。竹串で刺してみて透明な汁が出てくればOK。

4 ラップしたまましっかり冷まし切り分け、好みでブラックペッパーをふる(うま味が染み出た汁ごと冷蔵庫で一晩なじませると、しっとり感アップ)。

糖質 1.7g | カロリー 201Kcal | 脂質 8.4g | たんぱく質 30.8g | 食物繊維 0.8g

旦那さんの
胃袋を
つかんだ！
タルタルソースに
からし入れるのが
お気に入り。
257
kcal
糖質
3.7g

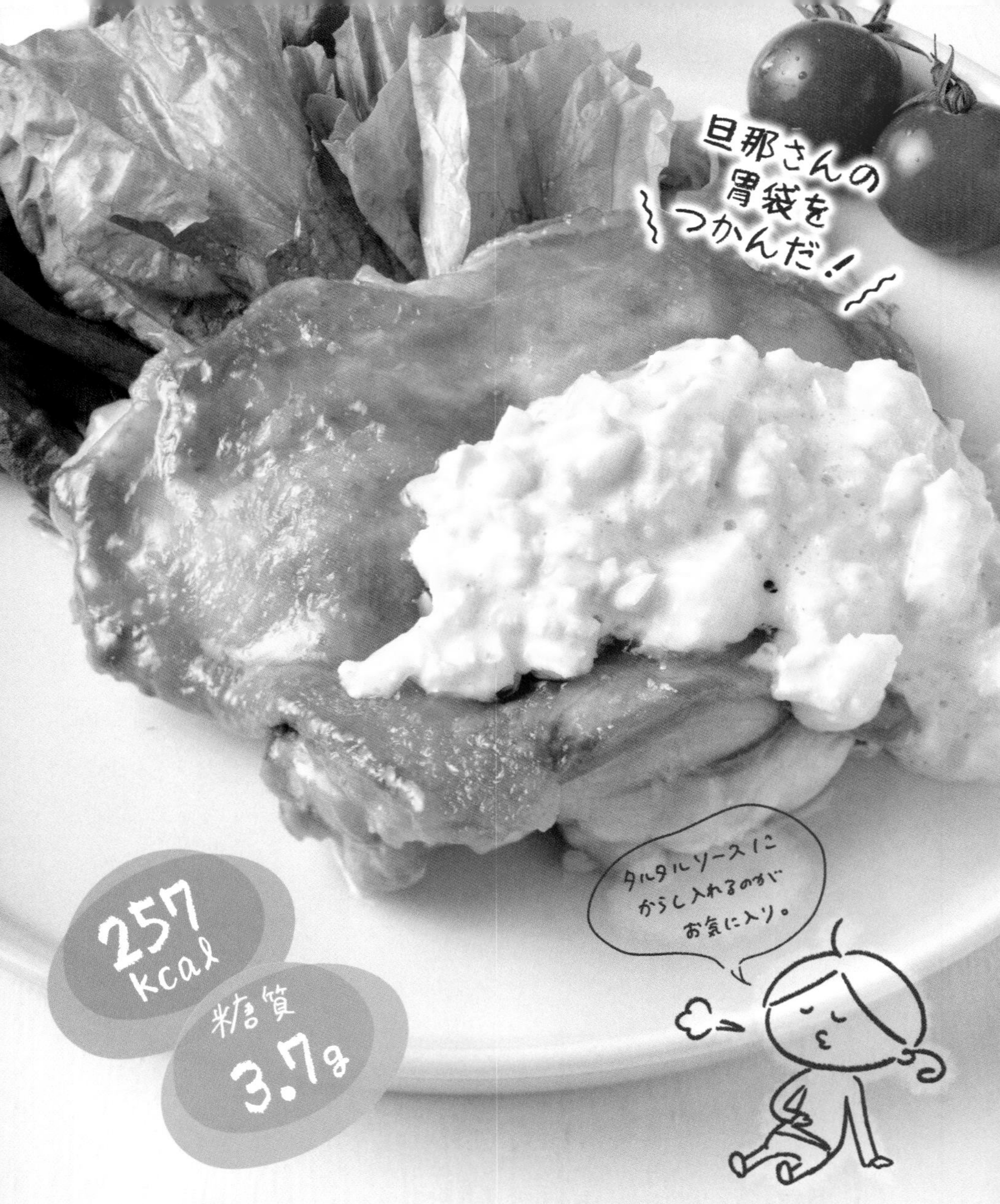

揚げないチキンステーキ南蛮

おいしすぎ。レンチンタルタルソースで食べる。
ダイエット中だって我慢しないでOK！

memo　ヨーグルト使ってカロリーオフ。鶏肉は弱火でじっくり焼いてジューシーに！

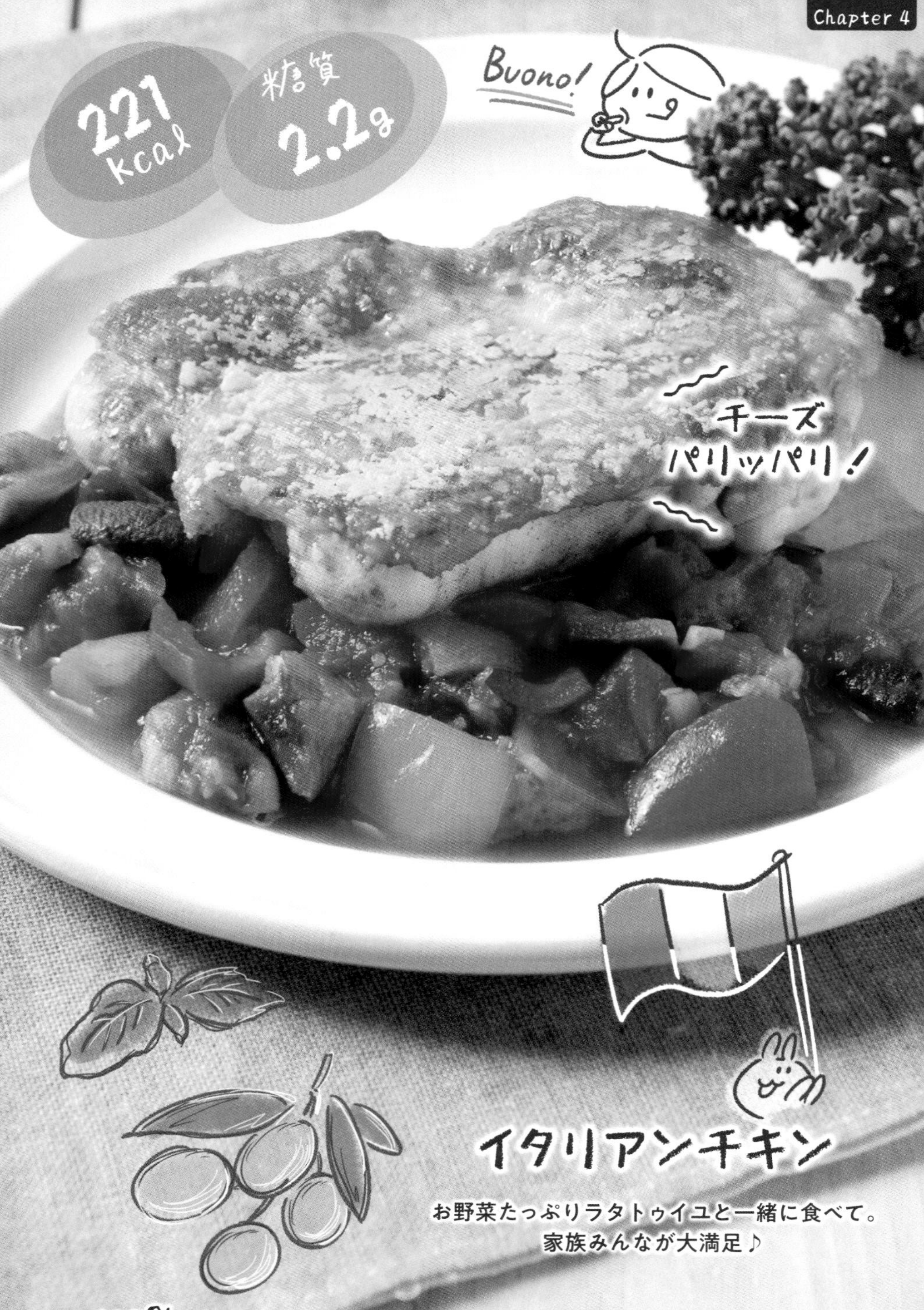

イタリアンチキン

お野菜たっぷりラタトゥイユと一緒に食べて。
家族みんなが大満足♪

memo　チーズがパリパリになるまでじっくり焼くのがコツ！

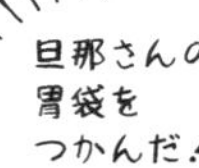

旦那さんの胃袋をつかんだ！

揚げないチキンステーキ南蛮

材料 2人分

鶏もも肉…300g
塩…小さじ1/3
焼く用のオイル
…適量

〈タルタルソース〉
たまご（M）…1個
玉ねぎ（みじん切り）…15g
塩…0.4g
こしょう…少々
味噌…小さじ1/3
ギリシャヨーグルト（無糖）または
水切りヨーグルト…10g
マヨネーズ…大さじ1/2
レモン汁…小さじ1/2
からし（好みで）…少々
ピクルスや漬物
（みじん切り）（好みで）…適量

〈南蛮酢〉（すべて合わせておく）
しょう油、酢、水…各小さじ2
ラカントS（砂糖）…10g
みりん…小さじ1
片栗粉…小さじ1/2

〈つけ合わせ〉
好みの野菜…適量

作り方 タルタルソース

1 耐熱容器にたまご、玉ねぎを入れ、白身と黄身が混ざり切らないよう軽く混ぜる。

2 ラップなしでレンジ600W約50秒加熱し、フォークで切るように混ぜる。

3 塩、こしょう、味噌を加えて混ぜ、ある程度冷ましたら、残りの材料を入れて混ぜる。

チキンステーキ南蛮

1 鶏肉は余分な脂肪を取り除き、皮面をフォークや竹串で穴をあけ、全体に塩をすりこむ。

2 フライパンにオイルを入れて熱し、皮目を下にしてのせる。上にクッキングシートをぴったり覆いかぶせ、弱めの中火で約10分焼く。ひっくり返し、弱火で約3分焼く。出てくる余分な油は時々キッチンペーパーでふき取る。

3 再度よく混ぜた南蛮酢をフライパンに入れ、鶏肉を返しつつ煮からめる。

4 タルタルソースをかけ、好みの野菜を添える。

糖質 3.7g | カロリー 257Kcal | 脂質 15.4g | たんぱく質 26.9g | 食物繊維 0.2g

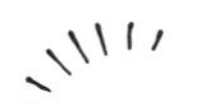

チーズパリッパリ! イタリアンチキン

材料 2人分

鶏もも肉…300g
塩…小さじ1/3
こしょう…少々
ラタトゥイユ(P124参照)…100g
ラカントS(砂糖)…2g
粉チーズ…小さじ2(4g)
パセリ(好みで)…適量
焼く用のオイル…適量

作り方

1. ラタトゥイユは軽くつぶし、ラカントSと混ぜ合わせておく。
2. 鶏肉は余分な脂肪を取り除き、皮面をフォークや竹串で穴をあけ、全体に塩、こしょうをすりこむ。
3. フライパンにオイルを入れて熱し、皮目を下にしてのせる。上にクッキングシートをぴったり覆いかぶせ、弱めの中火で約10分焼く。ひっくり返して約3分弱火で焼く。出てくる余分な油は時々キッチンペーパーでふき取る。
4. 肉の上に粉チーズをふりかけてひっくり返し、チーズがパリパリになるまで焼く。
5. 肉を取り出す。フライパンの汚れをふき取り、**1**を入れて軽く煮詰め、皿に敷き、その上に鶏肉をのせ、好みでパセリを添える。

Chao!
出てくる油をふき取ることでカロリーオフに!
パリッ
パリッ

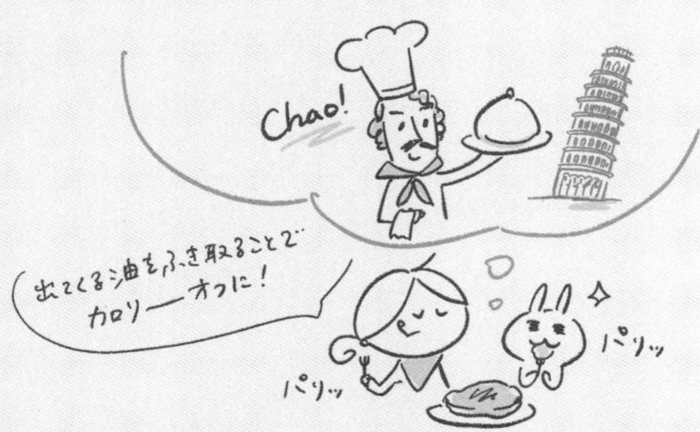

糖質	カロリー	脂質	たんぱく質	食物繊維
2.2g	221Kcal	13.7g	23.9g	0.8g

ハワイ名物☆ガーリックアヒステーキ

調理時間はたったの5分！　ハワイのプレートランチの味を再現！

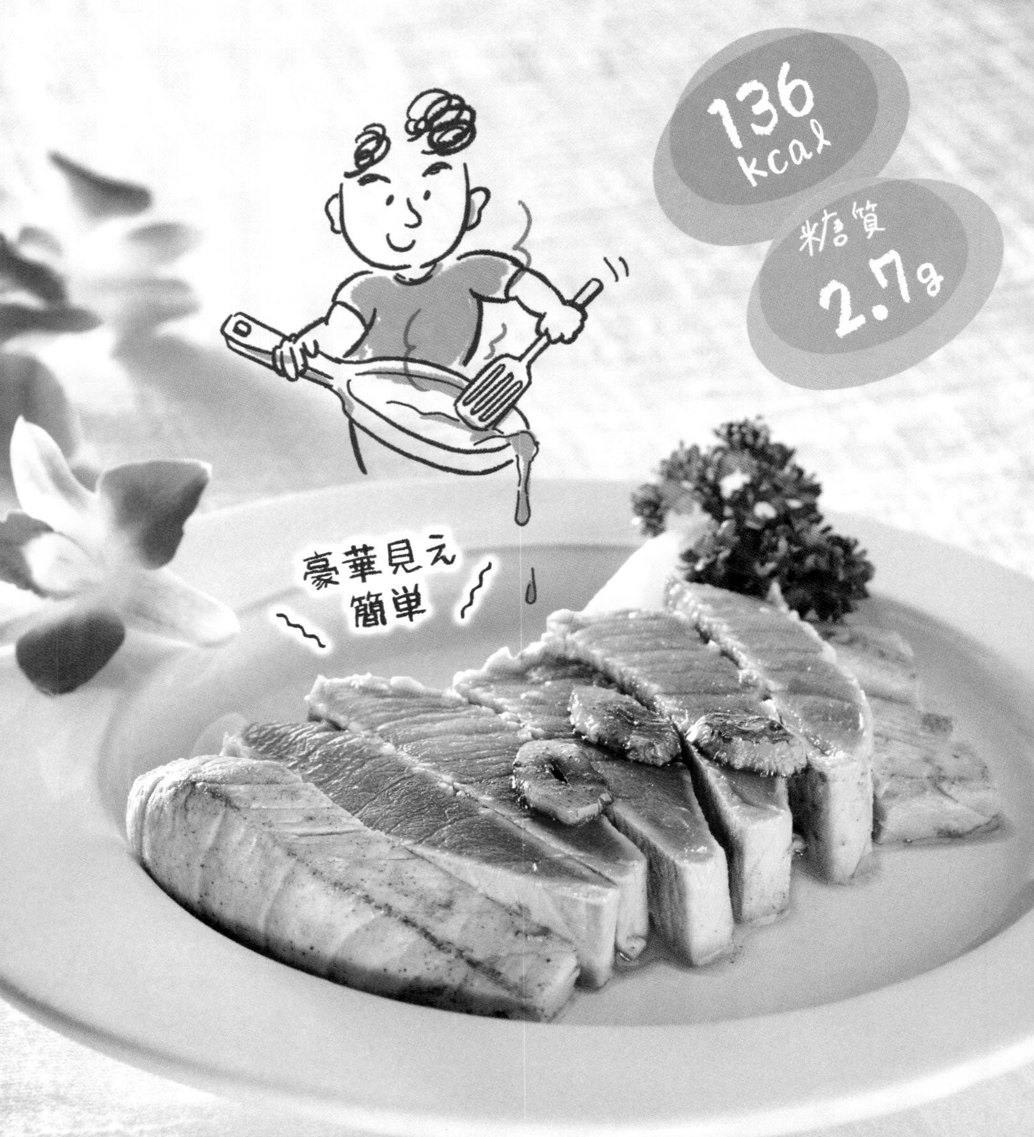

memo　ハワイのしょう油は少し甘めなので、みりんを足して本場の味に近づけました。

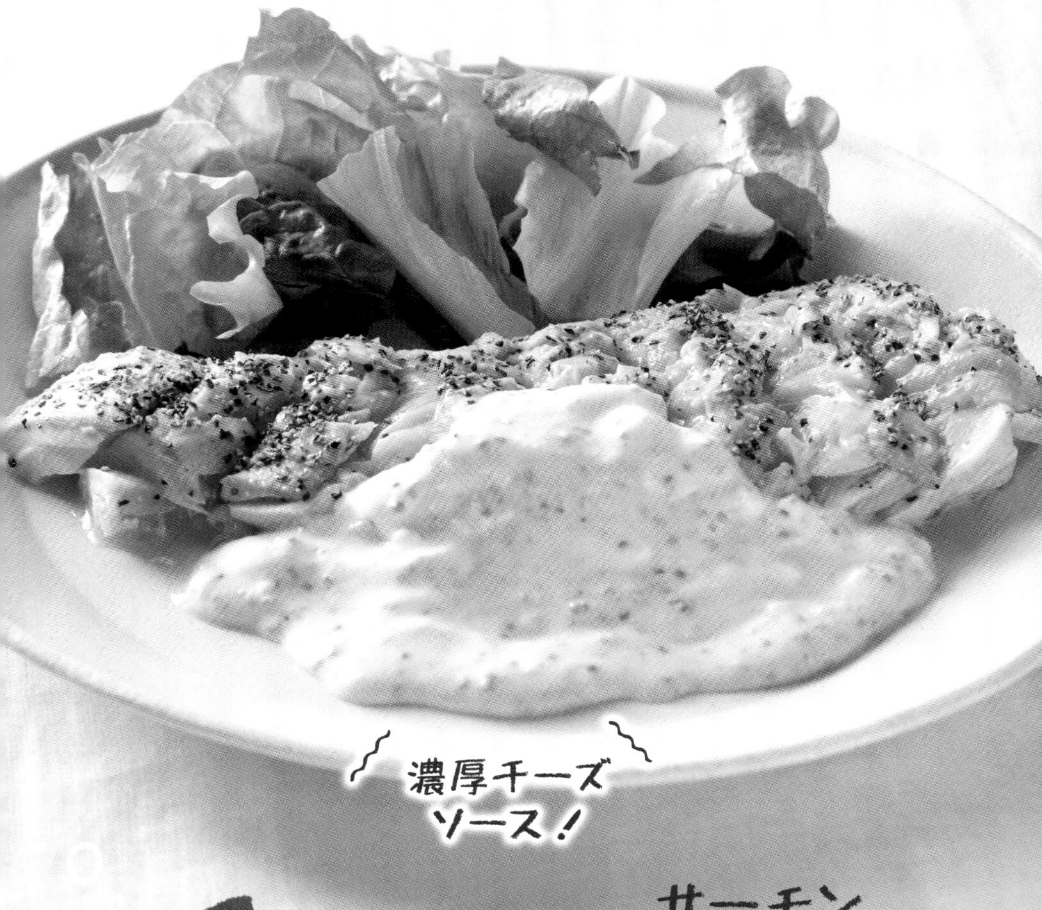

濃厚チーズ
ソース！

SALMON × CHEESE

サーモン レアステーキ

刺身用のサーモンだから
レア感を楽しんで！

223 kcal

糖質 1.7g

memo ブラックペッパーは粗びきがおすすめ◎。たっぷりがおいしい！

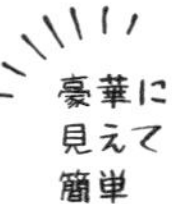

ハワイ名物☆ガーリックアヒステーキ 5

材料 2人分

まぐろの柵(さく)(刺身用)*1…150g
塩…0.8g
こしょう…少々
焼く用のオイル…小さじ1
バター…5g
にんにく(スライス)…1片
Ⓐ しょう油…大さじ1/2
Ⓐ みりん、レモン汁、水…各小さじ1

〈トッピング〉
レモン(好みで)…適量

*1 中はレアの方がおいしいので、分厚いものを選ぶ。

作り方

1. まぐろは常温に戻しておく。まぐろについた水分をふき取り両面に塩、こしょうする。Ⓐは混ぜておく。
2. フライパンにオイルとバターを入れて溶かし、にんにくを入れて軽く揚げ焼きにする。
3. 香りが立ってきたらまぐろを入れ、中まで火を通しすぎないように中火で表面に焼き色をつけ、Ⓐのソースを入れてからめたら取り出す。
4. まぐろを厚めにスライスし、にんにくをのせてフライパンに残ったソースをかける。好みでレモンを添える。

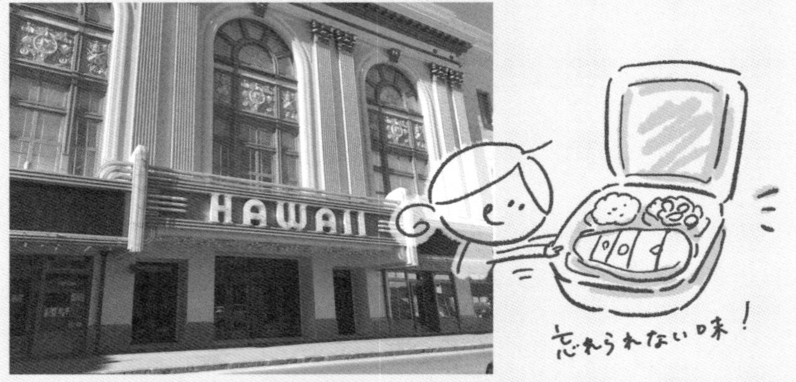

糖質	カロリー	脂質	たんぱく質	食物繊維
2.7g	136Kcal	5.8g	19.6g	0.2g

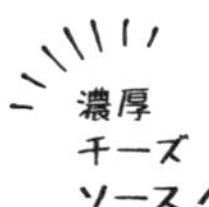

濃厚チーズソース！

サーモンレアステーキ

材料 2人分

サーモンの柵（刺身用）*1…150g
ハーブソルト*2…1.5〜2g
A 白ワインまたは酒…大さじ1
A レモン汁…小さじ1
オリーブオイル…適量
ブラックペッパー…たっぷり

*1 中はレアの方がおいしいので、分厚いものを選ぶ。
*2 マジックソルトやクレイジーソルトなど好みのもの。なければ普通の塩でOK。

〈粒マスタードチーズクリーム〉
クリームチーズ*3…15g
粒マスタード…大さじ1/2
白ワイン…大さじ1

*3 ヘルシーにするならカッテージにしても（少し淡白な味に）。

〈つけ合わせ〉
好みの野菜…適量

作り方

1. 粒マスタードチーズクリームを作る。クリームチーズをレンジで10秒ほど加熱して柔らかくし、残りの材料を加えて混ぜる。
2. サーモンについた水分をふき取り、全体にハーブソルトをふる。Aを合わせておく。
3. オリーブオイルを薄く塗ってフライパンを熱し、強めの中火で両面約20秒ずつ焼いて焼き色をつける。
4. いったん火を止めてAを鍋肌から回しかけてすぐにふたをし、再び火をつけて弱火で20秒ほど蒸し焼きにして取り出す。中まで火を通しすぎないように注意。
5. 皮目にしっかりブラックペッパーをふり、切り分ける。皿に盛り、粒マスタードチーズクリームをかける。好みの野菜を添えて完成。

白ワインがきいたチーズクリームが最高—!!

糖質	カロリー	脂質	たんぱく質	食物繊維
1.7g	223Kcal	16.7g	15.7g	0g

キッシュ風 ガトーインビジブル

おしゃれで特別感たっぷり！
粉類なしで糖質オフ＆
カッテージチーズで脂質オフ！

実は とても簡単！
98 kcal
糖質 3.0g
ガトーインビジブルって…？
"見えないケーキ"という名の
フランスで人気のベイクドケーキ。
切ってみるまで中の具材が見えない
ところから名付けられたそう。

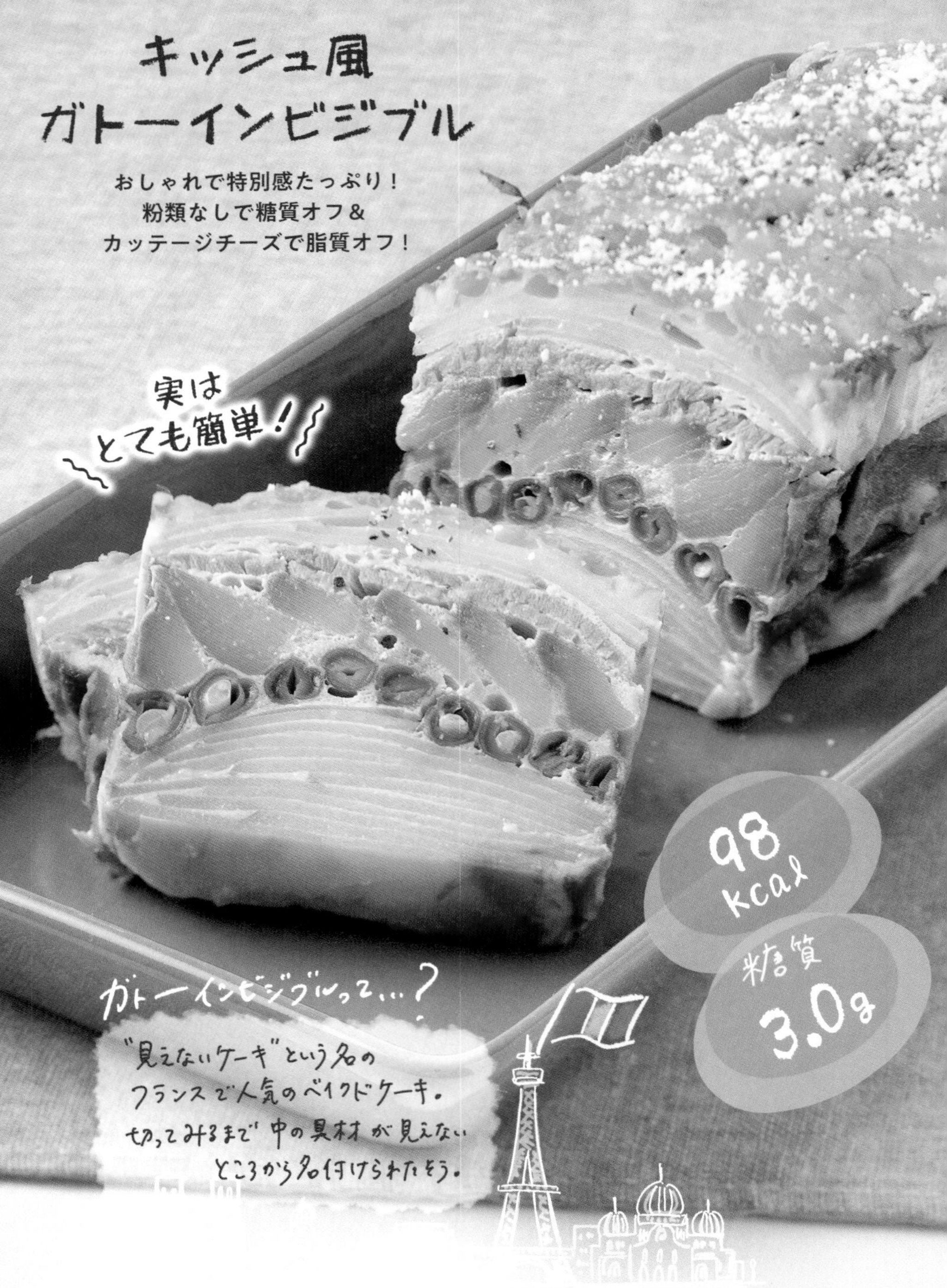

memo 本来は小麦粉たっぷりのガトーインビジブルをキッシュ風にすることで糖質大幅カット！

ラムチョップステーキ

おうちで簡単フレンチ♪
ラム肉は栄養満点でダイエットに最適！

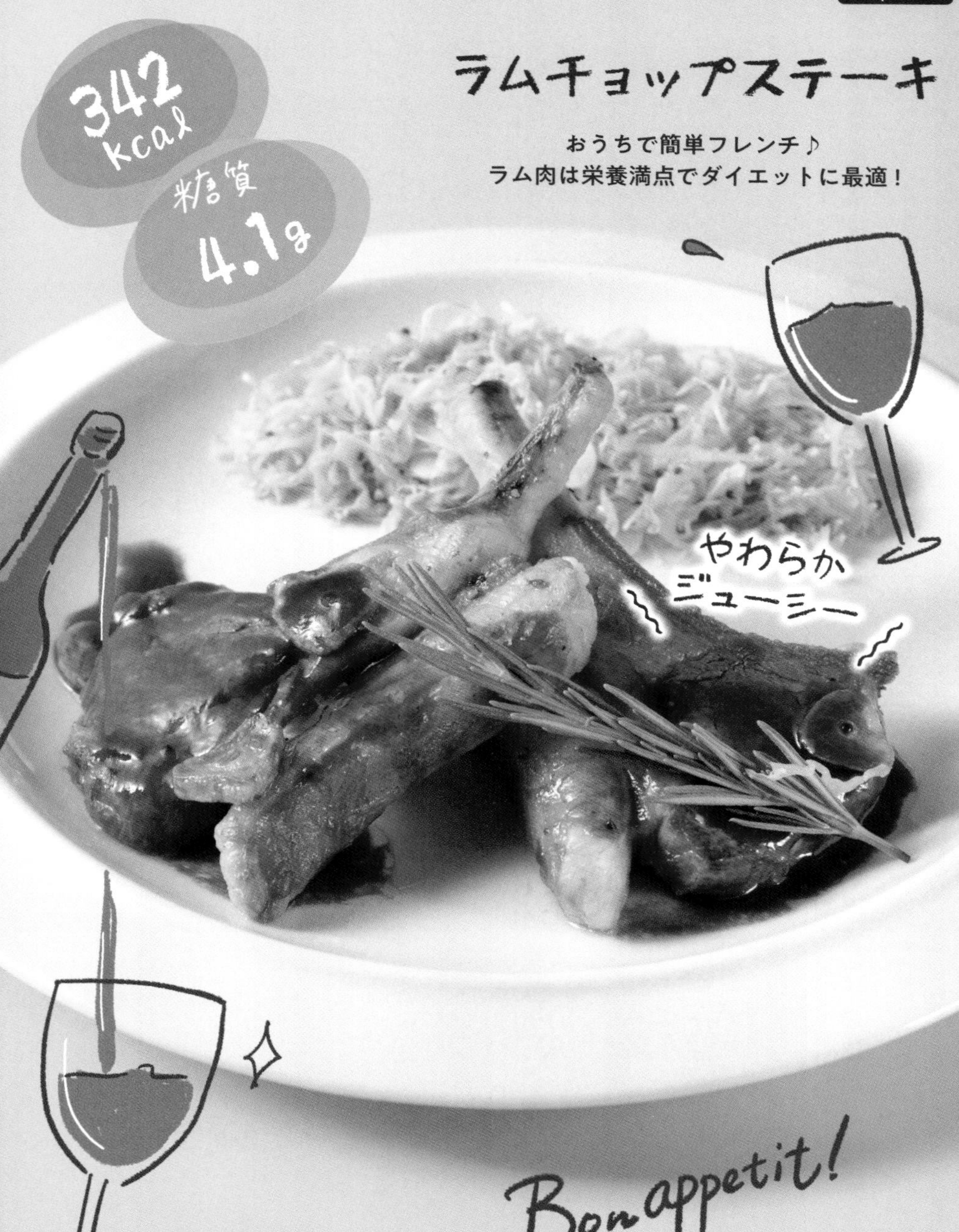

memo 多めの油で焼くとふっくらジューシーに。盛りつけの際に油をふいてカロリーカット。

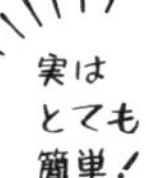

キッシュ風ガトーインビジブル

材料 17cmパウンド型　1個分

〈生地〉
カッテージチーズ
（裏ごしタイプ）…90g
Ⓐ
たまご（M）…2個
顆粒コンソメ…小さじ1
塩…0.8g
こしょう…少々

〈具材〉*1
じゃがいも…180g（小さめ2つ分くらい）
アボカド…1個
スモークサーモンまたはベーコン…60gくらい
いんげん（下ゆでしたもの）…12本
溶けるミックスチーズ…適量

〈トッピング〉
粉チーズ、ブラックペッパー（好みで）…適量

*1　水分が多くないものならアレンジOK！　アスパラやかぼちゃなどもおすすめ。

作り方

1 生地を作る。ボウルに室温に戻したカッテージチーズを入れて、泡だて器で混ぜてなめらかにし、Ⓐを加えてしっかり混ぜ、できるだけダマがないようにする。

2 1を1/2ずつボウルに分け、片方には約1～1.5mmにスライスしたじゃがいも（B）、もう片方には約7mmのくし切りにしたアボカドを入れてあえる（C）。

3 オーブンを170℃に予熱する。

4 型に2cmほど型より高くなるようカットしたオーブンシートを敷き、おはしを使ってできるだけ丁寧にすき間がないよう具材を右図のように重ねていく（型の9割ぐらいの高さまで）。

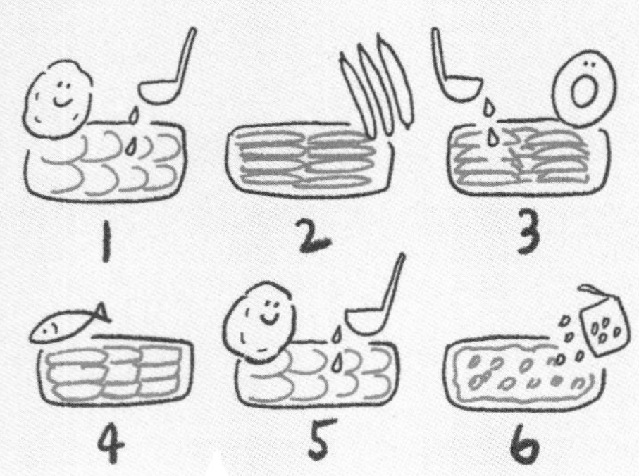

1. Bを1/2と生地 → 2. いんげん → 3. Cと生地 →
4. サーモン → 5. Bの残りと生地 → 6. ミックスチーズ

5 オーブン170℃で約50分焼き、しっかり冷ましてからカットする（冷めてないと崩れやすい）。冷めた状態もおいしいし、ラップしてレンジで30秒ほど温めるのもおすすめ。

糖質 3.0g | カロリー 98Kcal | 脂質 5.9g | たんぱく質 7.4g | 食物繊維 3.1g

*1/8量

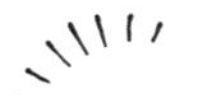

やわらか ジューシー ラムチョップステーキ

材料 2人分

ラムチョップ…4本
ハーブソルト*1…3g
こしょう…少々

*1 マジックソルトやクレイジーソルトなど好みのもの。なければ普通の塩でOK。

〈マリネ液〉

A
- にんにく(薄くスライス)…1片
- オリーブオイル…大さじ2
- ローズマリー(乾燥でも可)…一枝

〈ソース〉
バルサミコドレッシング(P119参照)…30g

〈トッピング〉
ローズマリー(好みで)…一枝

〈つけ合わせ〉(好みで)
ザワークラウト(P127参照)…適量

作り方

1 ラムチョップは室温に30分ほど置く。
ポリ袋などにAを入れてマリネ液を作る。

2 ラムチョップの表面に出た水分をふき取り、
ハーブソルトとこしょうをふりかけてもみ、マリネ液に漬けてさらにもみこむ。

3 熱したフライパンにすき間をあけてラムチョップを並べ、
マリネ液も入れて中火で一面ずつこんがり焼く。
肉の表面がふっくら盛り上がって、弾力がある状態がベスト。
中はレアでもOK。焼きすぎると硬くなります。
にんにくは焦げそうなら途中で取り出して。

4 ラムチョップをアルミホイルで包み、余熱で火を通している間にソースを作る。
フライパンに残った油をふき取り、バルサミコドレッシングを入れて軽く煮詰める。

5 お皿にラムチョップを盛りつけにんにくをのせる。
ソースをかけ、好みでローズマリーを飾り、つけ合わせを添えて完成。

ダイエッター注目のお肉!!
ラム肉はダイエットにぴったり!
低カロリー
脂肪燃焼効果
栄養価が高い!

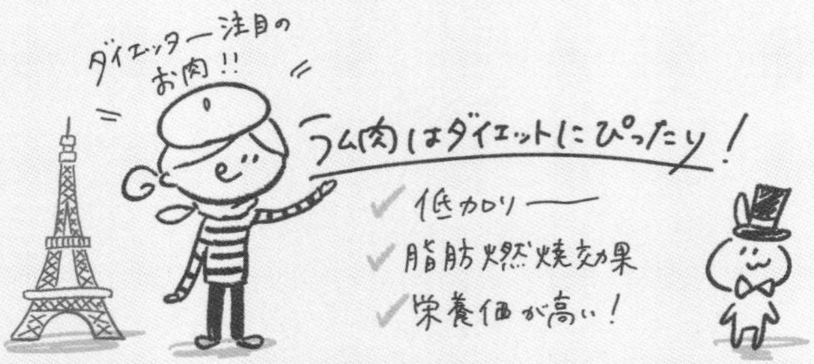

糖質	カロリー	脂質	たんぱく質	食物繊維
4.1g	342Kcal	24.3g	22.4g	0.2g

しいたけの肉詰め
～パリパリチーズ添え～

しいたけの肉詰めとパリパリチーズの食感が絶妙にマッチ！

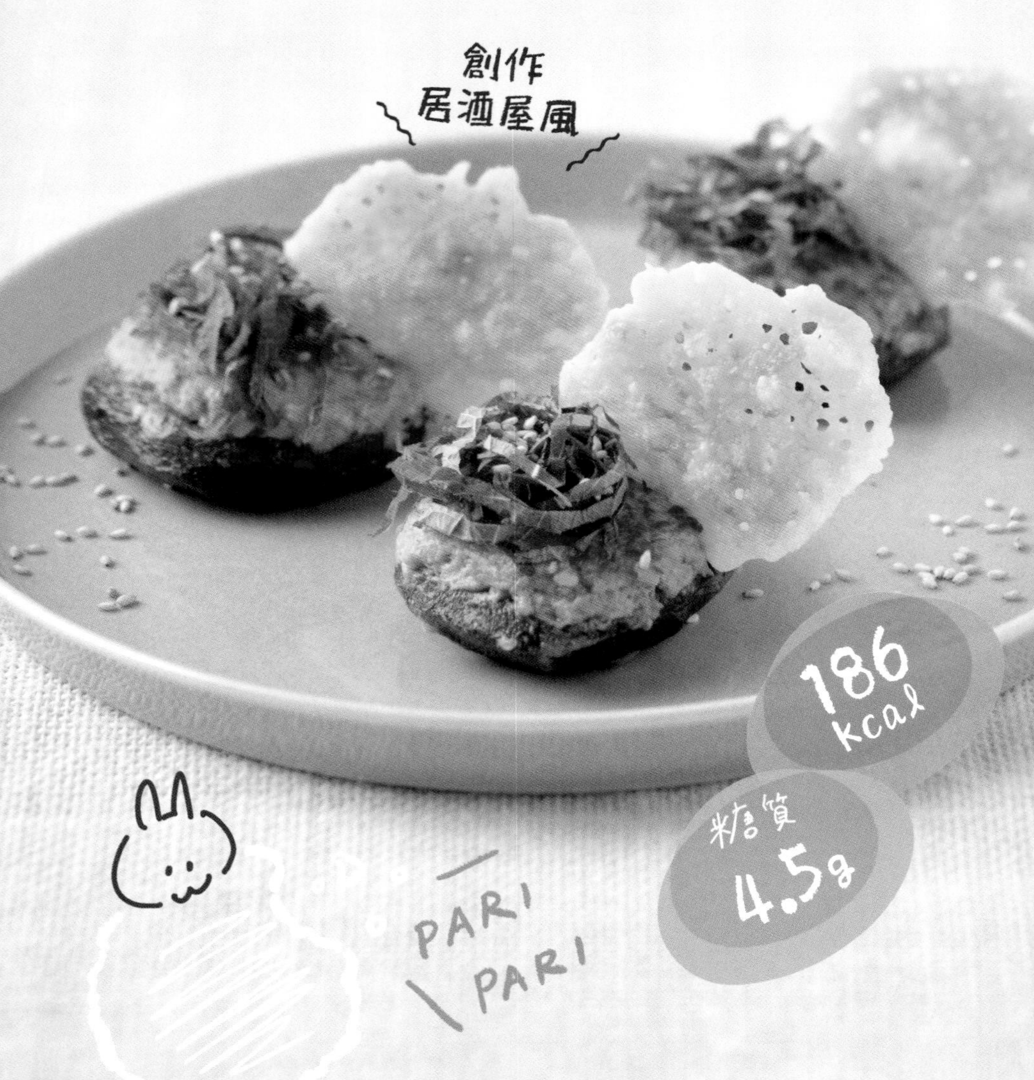

memo 肉ダネは材料を合わせて冷凍しておくとすぐに作れて便利。

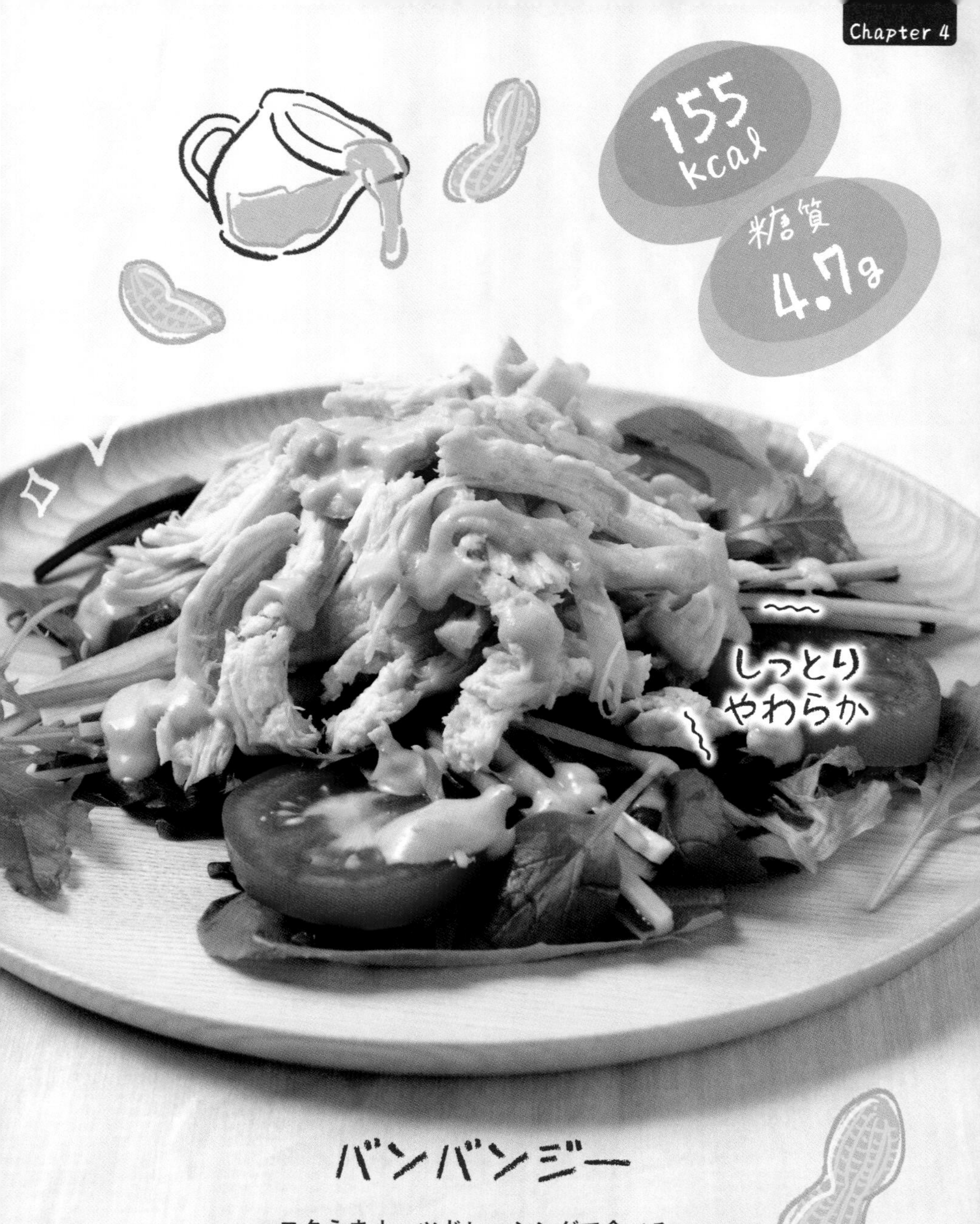

バンバンジー

コクうまナッツドレッシングで食べる。
ほったらかしでOK＆ポリ袋で鍋を洗う手間いらず！

memo 塩こうじを使うことで、むね肉もびっくりのしっとり感に。

創作
居酒屋風

しいたけの肉詰め〜パリパリチーズ添え〜

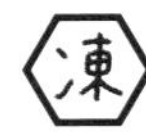

材料 2人分

肉厚しいたけ…6個
片栗粉…適量
Ⓐ 鶏ひき肉…150g
キムチ(みじん切り)…50g
にんにくチューブ…2cm
味噌、酒、片栗粉…各小さじ1
しょう油…小さじ1/2
ごま油…小さじ1
溶けるミックスチーズ…30g(5g×6個分)

〈トッピング〉
大葉(線切り)…3〜4枚
白ごま(好みで)…適量

作り方

1 しいたけの軸を取り除き、かさの内側に片栗粉を薄くまぶしておく(肉をはがれにくくするためなので、気にならない場合は省略しても可)。

2 Ⓐをポリ袋に入れて粘り気が出るまでしっかりもみ、角を切ってチューブのようにし、しいたけに詰める。

3 フライパンにごま油を熱し、弱めの中火で肉の面から焼き、焼き色がついたら裏返して同様に軽く焼き色をつけ、ふたをして焦げないよう弱火で約5〜7分蒸し焼きにする。

4 焼いている間に、溶けるミックスチーズを5gずつ、間をあけてオーブンシートに置き、レンジ600W約2分40秒加熱してパリパリチーズを作る(分量によって加熱時間は加減してください)。

5 肉詰めしいたけに火が通ったらお皿に取り出し、肉の部分に切り込みを入れてチーズをさし、大葉と好みで白ごまをふる。

チーズをさしたらすぐに食べてね
チーズの代わりに卵黄も合う!

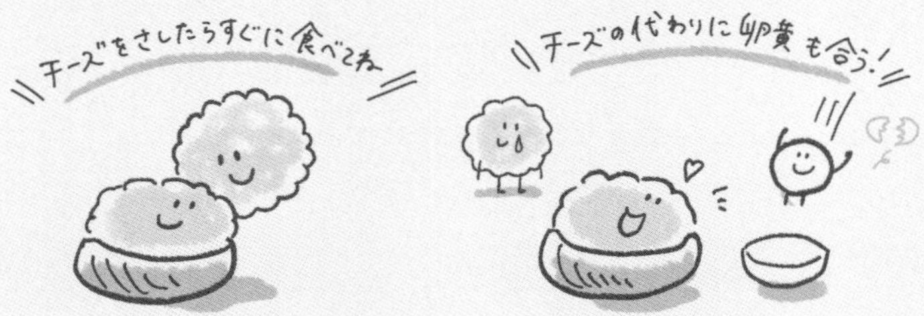

糖質	カロリー	脂質	たんぱく質	食物繊維
4.5g	186Kcal	7.6g	24.6g	4.2g

*鶏むね肉使用の場合

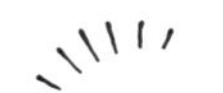

しっとり
やわらか

バンバンジー

材料 2人分

鶏むね肉…300g
Ⓐ 塩こうじ…大さじ2
Ⓐ ラカントS（砂糖）…2g

〈つけ合わせ〉
きゅうり（線切り）…1/3本
ミディトマト（スライス）…1個
ミックスリーフ（好みで）…適量

〈ドレッシング〉
ナッツドレッシング（ごまドレッシングでも可）（P118参照）…適量

作り方

1. フォークで鶏肉全体に穴をあけ、耐熱性のポリ袋に入れ、Ⓐを入れてもみ常温に戻す。空気を抜いてポリ袋の口をしっかりしばる。
2. 大きめの鍋に水をたっぷり沸かし、耐熱皿を沈める。弱火にして**1**の鶏肉をポリ袋ごと鍋に漬け、鶏肉の表面全体が白くなるまで菜箸などで転がしながらゆでる（目安1〜2分）。
3. 火を消してふたをし、そのままお湯が冷めるまで放置する（うま味が染み出た汁ごと冷蔵庫で一晩なじませると、しっとり感があがる）。
4. ポリ袋から鶏肉を取り出し、皮をはがして（脂質が気にならない場合は、皮も細切りにして加えても可）手で繊維に沿ってさく。
5. 皿に好みでグリーンリーフを敷き、きゅうりとトマトをのせ、鶏肉をのせる。ナッツドレッシングをかけて完成。

お皿を
沈めることで
ポリ袋が
溶けるのを防ぐヨ

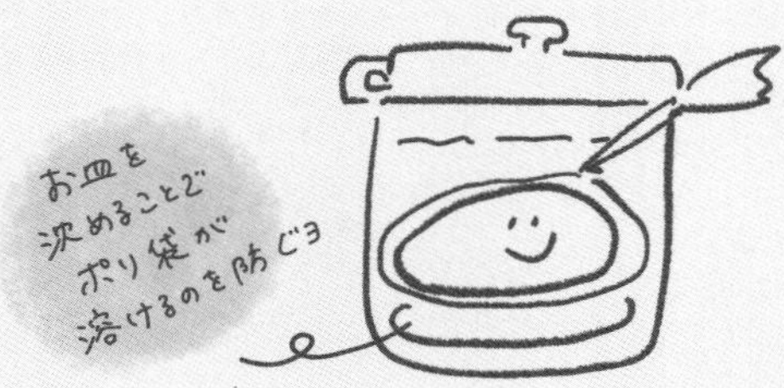

糖質 4.7g | カロリー 155Kcal | 脂質 2.2g | たんぱく質 30.0g | 食物繊維 1.0g

＊ドレッシングは除く

ガーリックシュリンプ

ハワイ名物☆　海老がプリッ！
うま味しみしみのブロッコリーがおいしい！

166 kcal　糖質 2.5g

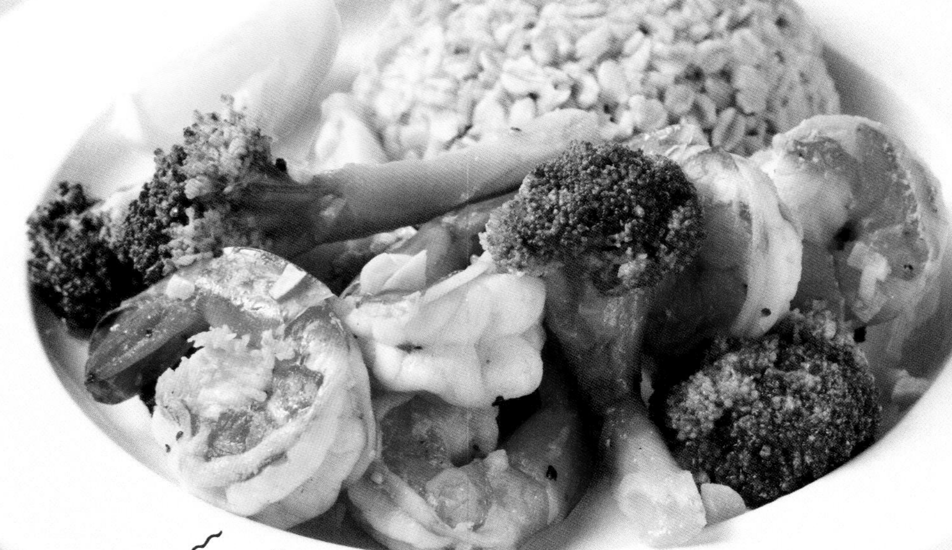

ハワイ
思い出の味

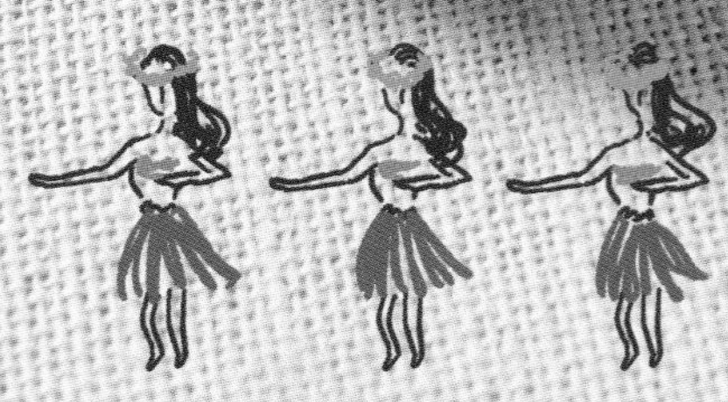

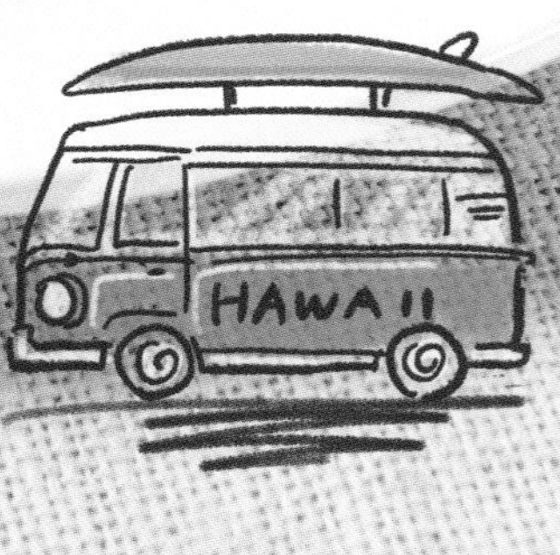

memo　海老は低カロリー、低糖質、高たんぱくでダイエットの強い味方！

ハワイ
思い出の味

ガーリックシュリンプ

凍

材料　2人分

海老（大きめのもの）…10尾

〈マリネ液〉

A
- にんにく（みじん切り）…2片
- 白ワインまたは酒…大さじ1
- オリーブオイル…大さじ1と1/2
- ハーブソルト*1…3g
- ブラックペッパー…少々

ブロッコリー…1/2株
水…大さじ2
塩…0.4g

*1　マジックソルトやクレイジーソルトなど好みのもの。なければ普通の塩でOK。

〈仕上げ〉
バターもしくはギー（好みで）…5g

〈トッピング〉
レモン（くし切り）（好みで）…適量

作り方

1. ボウルに下処理済みの海老（P83参照）を入れてマリネ液の材料Aを入れて軽くもみこんでおく（時間があれば冷蔵庫で30分以上寝かせる）。
2. ブロッコリーは茎を長めに残して7cmくらいの小房に分け、フライパンに並べる。水を回しかけ塩をふり、火をつける。
3. ふたをして中火にし、沸騰してから約2分蒸し焼きにする。ふたをあけてさらに約1分半炒めて水気を完全にとばしたら、いったん取り出しておく。
4. 3のフライパンに海老を重ならないように置き、マリネ液も入れ、火をつける。中火で海老の表面に焼き色がついたらひっくり返して同様に焼く（焼きすぎないように）。
5. ブロッコリーを戻しさっと炒めたら、好みでバターを入れて溶かす。
6. 海老とブロッコリーをお皿に盛りつけ、フライパンに残った汁をかける。好みでレモンを添えて完成（ガーリックライスを作る場合は、汁とにんにくを少しフライパンに残しておく）。

材料　オートミールでガーリックライス風　2人分

オートミール（ロールドタイプ）…60g　水…100mℓ　しょう油…小さじ1/2

作り方

1. 耐熱ボウルにオートミールと水を混ぜ、2、3分ほど浸水した後、ラップをしないでレンジ600W約1分半加熱して混ぜる。
2. 汁とにんにくが残っているフライパンに1のオートミールを入れて炒める。鍋肌からしょう油を回しかけて火を止める。

糖質 2.5g | カロリー 166Kcal | 脂質 9.7g | たんぱく質 16.3g | 食物繊維 2.4g

*ガーリックシュリンプのみ

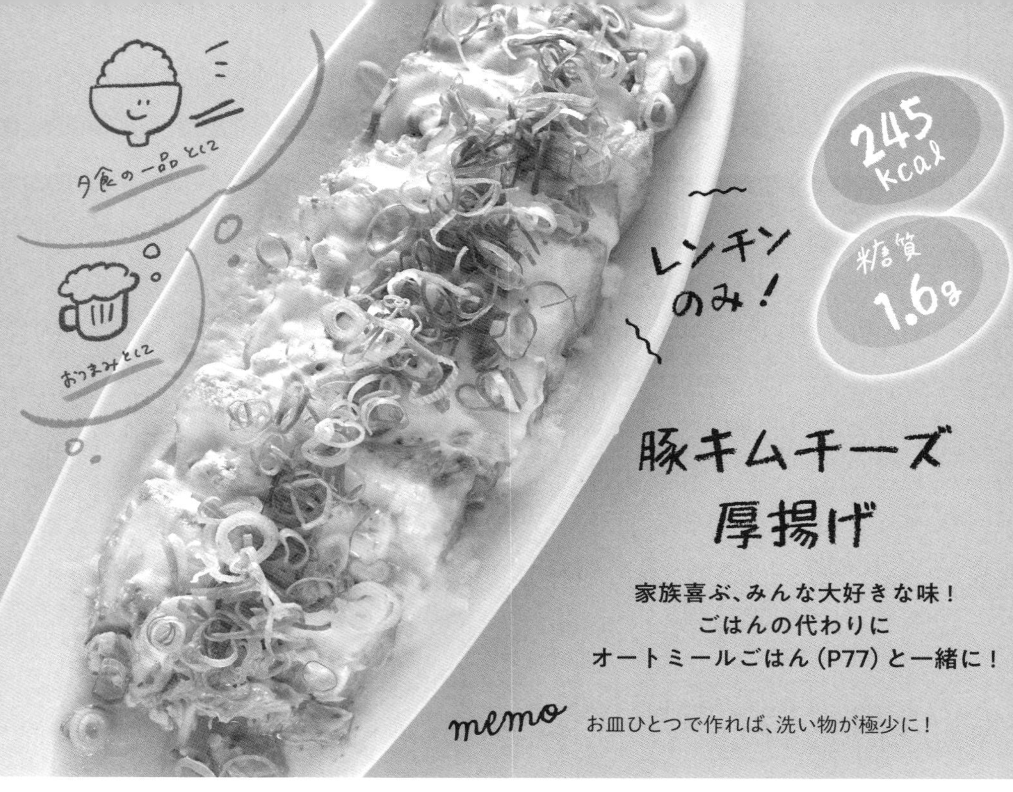

豚キムチーズ厚揚げ

家族喜ぶ、みんな大好きな味！
ごはんの代わりに
オートミールごはん（P77）と一緒に！

memo お皿ひとつで作れば、洗い物が極少に！

レンチンのみ！ 豚キムチーズ厚揚げ

レ

材料 2人分

豚こま切れ肉…80g
キムチ…50g
Ⓐ 酒…小さじ1
Ⓐ しょう油…小さじ1/2

厚揚げ…1個（約150g）
塩…0.4g
こしょう…少々
溶けるミックスチーズ…25g

薬味ねぎ…適量

作り方

6等分くらい！

1 豚肉とキムチとⒶを合わせて和える。

2 厚揚げの両面に塩、こしょうし、短冊切りにする。

3 耐熱性の皿に厚揚げ→豚肉→キムチの順に（豚は軽く広げて）はさみ、ふんわりラップをしてレンジ600W約2分半加熱する。

4 溶けるミックスチーズをのせて追加で約1分半加熱し、薬味ねぎをのせる。

糖質 1.6g ｜ カロリー 245Kcal ｜ 脂質 18.0g ｜ たんぱく質 19.1g ｜ 食物繊維 1.1g

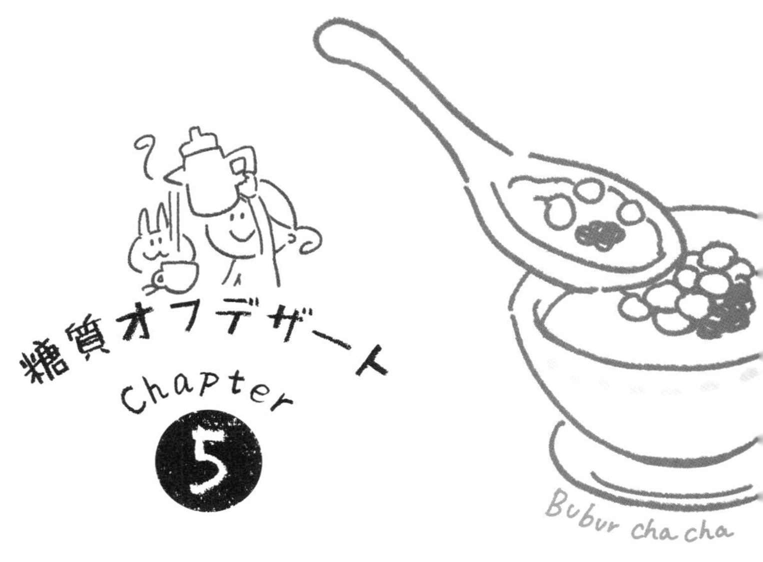

糖質オフデザート

Chapter 5

ダイエット中でも甘いものを我慢しない！

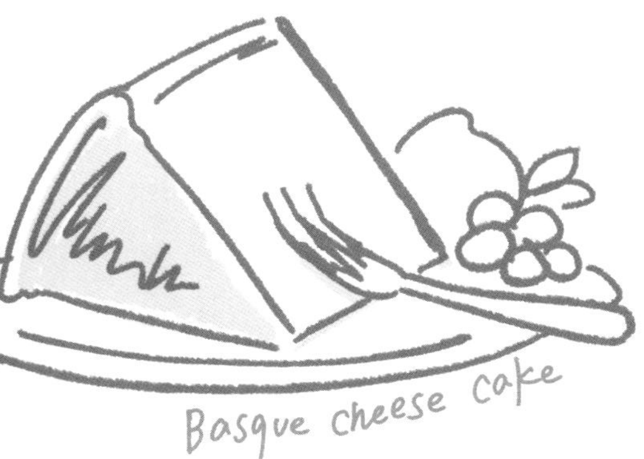

インスタで大人気！ 3種の本格

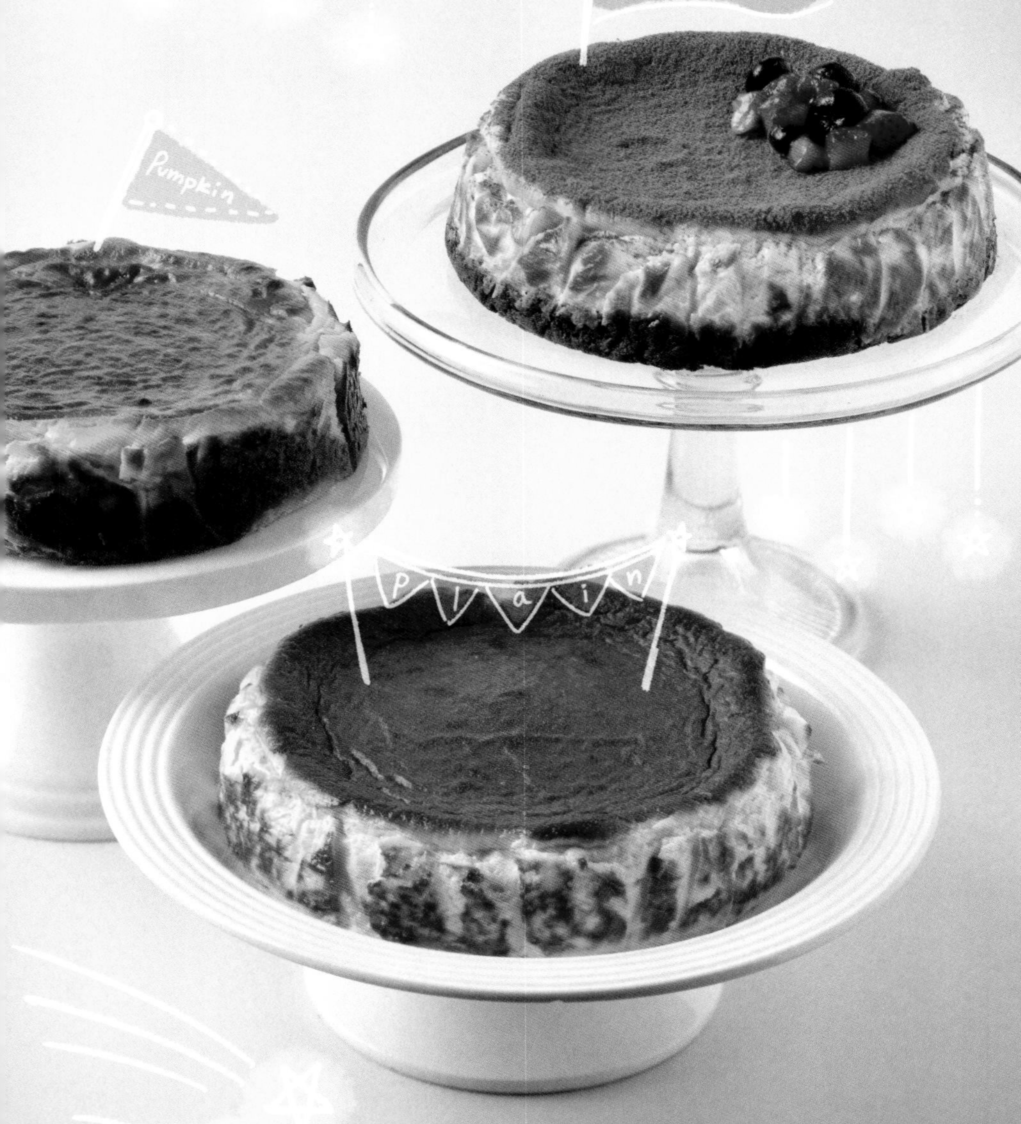

memo 冷凍できて、半解凍で食べるとアイスケーキ風でおいしい！

バスクチーズケーキ

とろ～りなめらかどれもお店の味に負けない本格派！
しかも低糖質＆カロリーオフ！

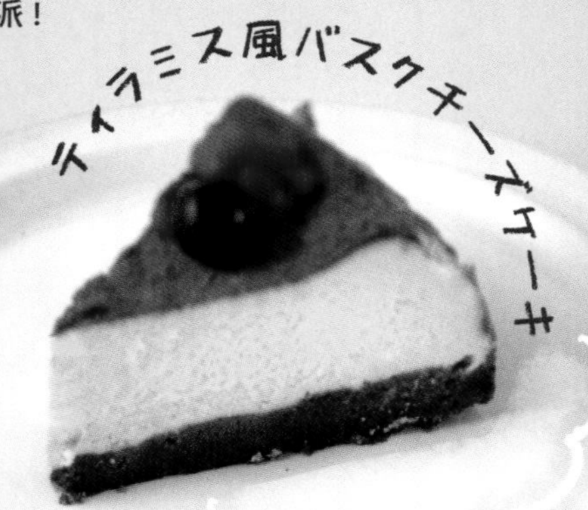

ティラミス風バスクチーズケーキ

123 kcal 糖質 1.9g

かぼちゃバスクチーズケーキ

128 kcal 糖質 5.4g

プレーンバスクチーズケーキ

154 kcal 糖質 1.7g

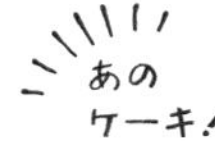

プレーンバスクチーズケーキ

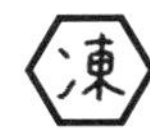

材料 15cm丸形　1個分

クリームチーズ…200g

A
- ギリシャヨーグルト（無糖）または水切りヨーグルト*1…100g
- ラカントS（砂糖）…65g
- バニラオイル…少々
- 塩…0.8g

たまご（M）…2個
卵黄…1個
純生クリーム
（35%以上のもの）…100g

*1　さらに濃厚にするなら、生クリームを使用してください。

作り方

1 オーブンを250℃に予熱する。

2 室温に戻したクリームチーズをクリーム状になるよう、泡だて器で混ぜる。

3 2にAを加えて混ぜる。

4 3に溶きたまご（卵黄も一緒に）を数回に分けて入れ、その都度よく混ぜる。さらに、生クリームも入れて混ぜる。生地は裏ごしするとよりなめらかになる。

5 オーブンシートをくしゃくしゃにして型に敷き、生地を流し入れてオーブン250℃で焼く20分焼く。焼き立てはゆすってフルフルしているくらいでOK。

6 粗熱をとり、冷蔵庫で固まるまで冷やす。

糖質	カロリー	脂質	たんぱく質	食物繊維
1.7g	154Kcal	14.0g	5.6g	0g

*1/8量

ねっちり
濃厚

かぼちゃバスクチーズケーキ

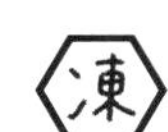

材料 15cm丸形　1個分

かぼちゃ…1/4個（中身 200g程度）
クリームチーズ…200g
絹豆腐…150g
ラカントS（砂糖）…65g
味噌…10g
たまご（M）…2個

作り方

1 種とワタをとったかぼちゃを水洗いし、濡れたままぴっちりラップをかけてレンジ600W約9分加熱する。冷まして中身200gをすくい取る。

2 絹豆腐はキッチンペーパーを2枚重ねにして包んで耐熱皿にのせ、レンジ600W約2分加熱する。冷まして水気をしぼり、100gくらいになるようにする。

3 オーブンを250℃に予熱する。

4 1と2とその他の材料を合わせ、フードプロセッサーやブレンダーでなめらかにする。以降はプレーンの5、6と同様に。焼き時間は約20～23分。

糖質	カロリー	脂質	たんぱく質	食物繊維
5.4g	128Kcal	9.6g	5.2g	1.1g

*1/8量

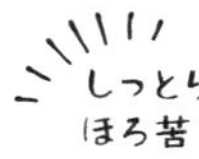

ティラミス風バスクチーズケーキ

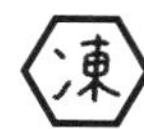

材料 15cm丸形　1個分

〈スポンジ生地　コーヒーおから蒸しパン〉

Ⓐ
- おからパウダー（超微粉）…15g
- ラカントS（砂糖）…20g
- 塩…0.2g
- ベーキングパウダー…3g

Ⓑ
- たまご（M）…1個
- インスタントコーヒー…2gをお湯30mℓで溶いたもの
- アーモンドミルク（無糖）または牛乳…30mℓ
- バニラオイル…5滴

〈コーヒー液〉
- インスタントコーヒー…2g
- お湯…25g
- ラム酒…小さじ1

〈チーズ生地〉
- クリームチーズ…100g
- マスカルポーネチーズ…100g

Ⓒ
- ギリシャヨーグルト（無糖）または水切りヨーグルト…100g
- ラカントS（砂糖）…60g
- バニラオイル…少々
- 塩…0.4g

- たまご（M）…2個

〈仕上げ〉
- ココアパウダー…適量
- いちごやミックスベリー（好みで）…適量

作り方

コーヒーおから蒸しパン

Ⓐを合わせて混ぜ、さらにⒷを加えて混ぜる。耐熱容器（P9参照）に入れ、レンジ600W約3分加熱し、キッチンペーパーを敷いたお皿の上に取り出す。

チーズ生地

室温に戻したクリームチーズとマスカルポーネチーズをクリーム状になるよう、泡だて器で混ぜ、Ⓒを加えてよく混ぜる。溶きたまごを数回に分けて入れ、その都度よく混ぜる。生地は裏ごしするとよりなめらかになる。

ティラミス風バスクチーズケーキ

1 オーブンを200°Cに予熱する。コーヒー液の材料をすべて混ぜ合わせる。

2 オーブンシートをくしゃくしゃにして型に敷き、約1.5cmにスライスしたコーヒーおから蒸しパンを敷きつめ、1のコーヒー液をまんべんなく染み込ませ、チーズ生地を流し入れる。

3 オーブン200°Cで約25分焼く。焼き立てはゆすってフルフルするくらいでOK。粗熱をとり、冷蔵庫で固まるまで冷やす。

4 ココアパウダーをふりかけ、好みでいちごやミックスベリーを飾って完成。

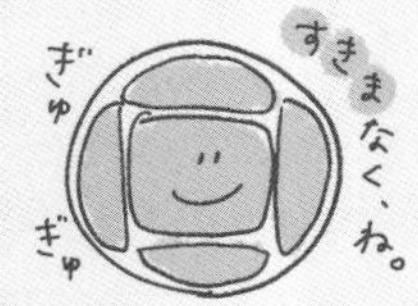

糖質 1.9g ｜ カロリー 123Kcal ｜ 脂質 9.6g ｜ たんぱく質 6.1g ｜ 食物繊維 1.3g

＊1/8量

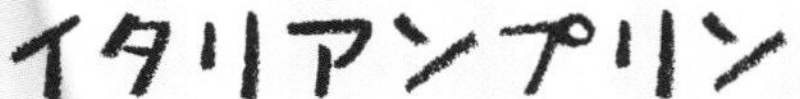

オーブン不要！　焼かずにレンチン！
グラニュー糖不要・カラメルの香ばしさをコーヒーで。

むっちりで
濃厚！

58
kcal

糖質
1.7g

memo　冷凍して半解凍で食べると、カタラーナのようでプリンとはまた別のおいしさが。

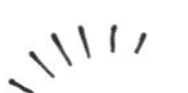

むっちりで濃厚!

イタリアンプリン

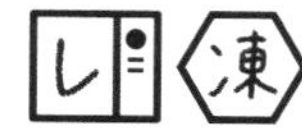

材料 17cmパウンド型　1個分

〈カラメル〉

Ⓐ
- インスタントコーヒー…少々(0.3g)
- ラカントS(砂糖)…4g
- メープルシロップ…小さじ1
- お湯…大さじ1

粉ゼラチン…5g
水…30mℓ

〈プリン〉

クリームチーズ…50g
たまご(M)…1個
ラカントS(砂糖)…40g
無調整豆乳…100ml
牛乳*1…50ml
バニラエッセンス…5滴

*1　全量無調整豆乳にしてもOKですが、少し豆乳の香りを感じます。
また全量牛乳でもOK。一部を生クリームにすると、さらに濃厚になります。

半解凍がおいしいっ!
食感変わるので全解凍前に食べちゃお。

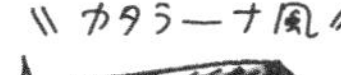

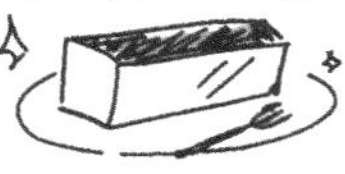

作り方

カラメル

1 Ⓐを合わせて混ぜる。

2 水に粉ゼラチンをふりかけて軽く混ぜ、レンジで約20～30秒加熱。ふわっと上がってきたら止めて混ぜ、完全に溶かしきる。

3 **1**に**2**のゼラチン液小さじ1/2を入れて混ぜ、型に入れて、水平な状態で冷蔵庫で固まるまで冷やす。

プリン

4 耐熱ボウルに室温に戻したクリームチーズを練り混ぜてクリーム状にし、たまごとラカントSを入れてよく混ぜる。
無調整豆乳、牛乳をそれぞれ少しずつ加えながら混ぜる。

5 レンジ600W約2分加熱してよく混ぜる。さらに20～30秒ずつ様子を見ながら追加加熱。沸騰しないよう、ふわっとなる度に取り出してよく混ぜ、混ぜた時に軽く筋が残るくらいのゆるさにする。固めにするほどむっちりプリンになる。

6 バニラエッセンス、**2**のゼラチン溶液の残り(固まっていたら再度レンジで加熱して液体状に)を加えて完全に溶かし混ぜ、氷水にあてて常温以下になるまで冷やす。再度かき混ぜて**3**に流し入れ、冷蔵庫で冷やし固める。

7 型からプリンを取り出して、好みの幅にカットする(型をぬるま湯に数秒つけ、竹串などで型とプリンのすき間に空気を入れるようにすると取り出しやすい)。

糖質	カロリー	脂質	たんぱく質	食物繊維
1.7g	58Kcal	4.2g	3.4g	0g

*1/6量

豆腐チョコテリーヌ

生クリーム不使用でも濃厚でおいしい！
豆腐感0を追求したご褒美スイーツ♪

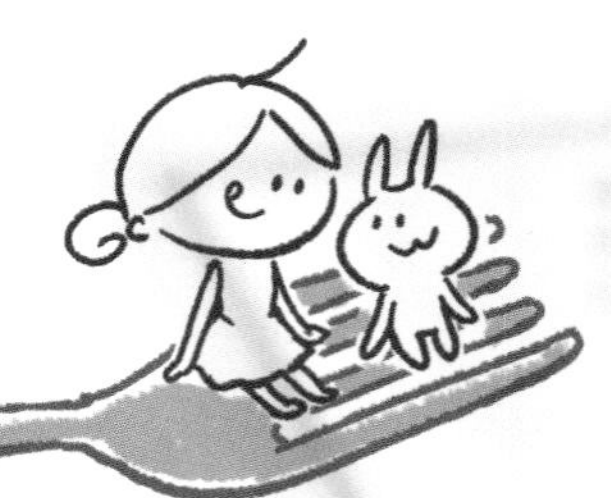

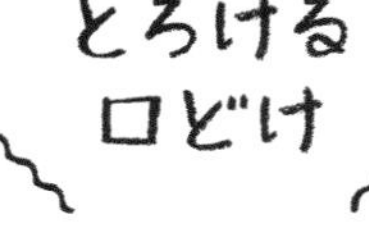

125 kcal

糖質 2.7g

memo 1カットあたりチョコ1粒のみでもチョコ感しっかり！ 冷凍して半解凍もおすすめ。

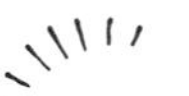

とろける口どけ

豆腐チョコテリーヌ

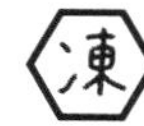

材料　17cmパウンド型　1個分

Ⓐ
- クリームチーズ…150g
- 絹豆腐…150g
- ラカントS（砂糖）…40g
- 味噌…小さじ1/2（3g）

チョコレート（高カカオがおすすめ）…40g
無調整豆乳（牛乳でも可）…大さじ2（30mℓ）

Ⓑ
- たまご（M）…2個
- ラム酒（バニラオイル5滴～でも可）…小さじ1
- ココアパウダー…13g

〈仕上げ〉（好みで）
ココアパウダー…適量
ドライフルーツやナッツ（細かく刻んだもの）…適量

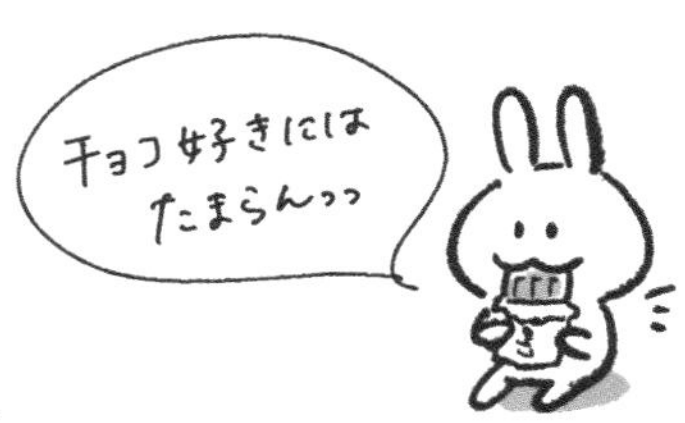

作り方

1 Ⓐを合わせてフードプロセッサーやブレンダーなどでなめらかにする。

2 チョコレートを一口サイズに割って耐熱容器にいれ、無調整豆乳をかける。レンジ600W約20秒加熱して溶かし混ぜ、1に追加してかくはんする。

3 オーブンを160°Cに予熱する。お湯を沸かしはじめる。

4 2にⒷを入れ、さらになめらかにし、オーブンシートを敷いた型に生地を流し入れる。生地は裏ごしするとよりなめらかになる。

5 天板もしくは大きめの耐熱容器にお湯を1.5cmくらい張って型を置き、オーブン160°C約35分湯せん焼きにする。表面が乾き、少しふっくらしているくらいがベスト。ゆらすとフルフルしています。

6 粗熱をとり、冷蔵庫で冷やし固める。
好みでココアパウダーをふりかけ、ドライフルーツやナッツを飾り、切り分ける。

糖質 2.7g ｜ カロリー 125Kcal ｜ 脂質 10.1g ｜ たんぱく質 5.1g ｜ 食物繊維 1.2g

＊1/8量

モーモーチャーチャー

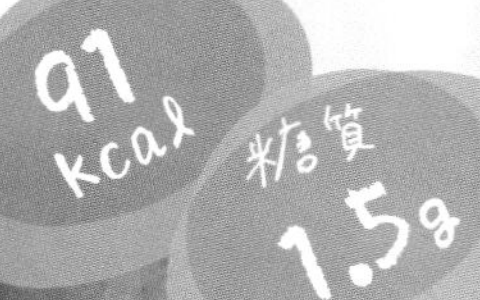

とろける食感に口の中が幸せいっぱい。
「ごちゃまぜ」という意味の
アジアンスイーツ。

おいしすぎ！

memo トッピングはパイン、バナナ、マンゴー、
さつまいもや栗の甘露煮、煮豆などもおすすめ！

おいしすぎ！ モーモーチャーチャー

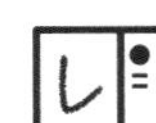

材料 4人分

Ⓐ
- ココナッツミルク（無糖）…200mℓ
- アーモンドミルク（無糖）…200mℓ
- ラカントS（砂糖）…35g

- 粉ゼラチン…3g
- 水…20mℓ
- バニラエッセンス…数滴

〈トッピング〉
- ラムチーズカスタード（P14参照）…適量
- あんこ（P15参照）…適量
- キウイ（角切り）など好みのフルーツ…適量

作り方

1 耐熱ボウルにⒶを入れて混ぜ、レンジ600W約2分加熱する。

2 水に粉ゼラチンをふりかけて軽く混ぜ、レンジで約10～20秒加熱。ふわっと上がってきたら止めて混ぜ、完全に溶かしきる。

3 1にバニラエッセンス、2のゼラチン液を入れて完全に溶けるまで混ぜ、氷水にあてて軽くとろみがつくまで冷ましたら、好みの器に入れて冷蔵庫で冷やし固める。

4 好みのトッピングをして完成。食べるときはよく混ぜて。

糖質 1.5g | カロリー 91Kcal | 脂質 8.7g | たんぱく質 1.9g | 食物繊維 0.9g

＊トッピングは除く

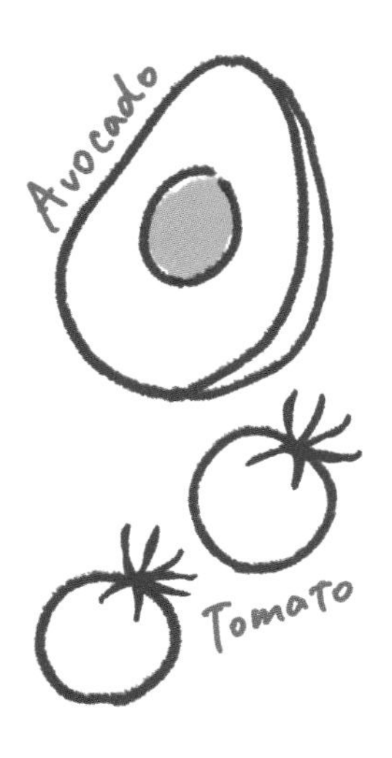

糖質オフ

Chapter 6

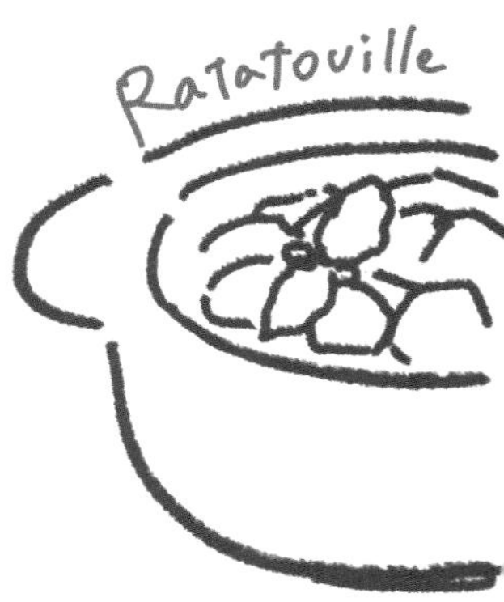

まぜるだけドレッシング&サラダと副菜

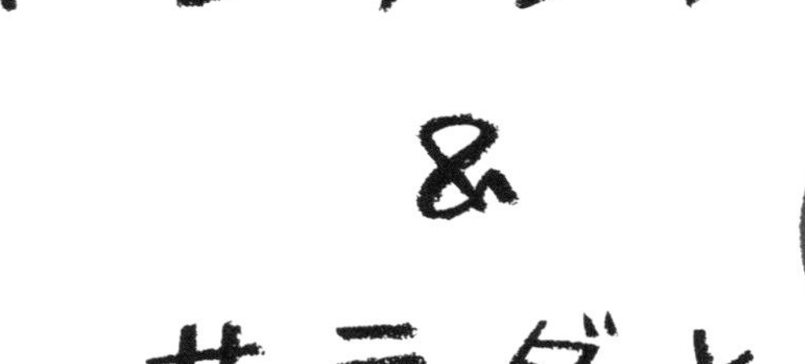

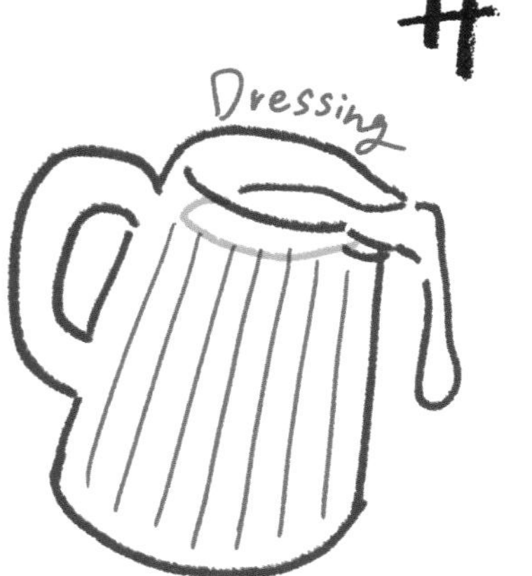

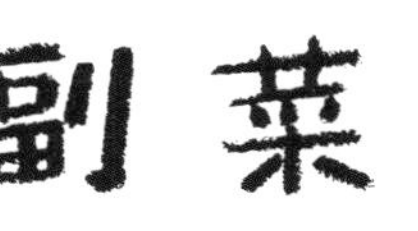

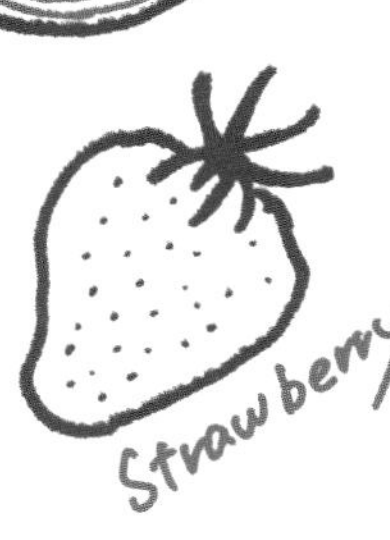

混ぜるだけ！
いろんな
料理に使える

mameの絶品

〃気分でえらべる！〃

ナッツ&ごま*1 ドレッシング

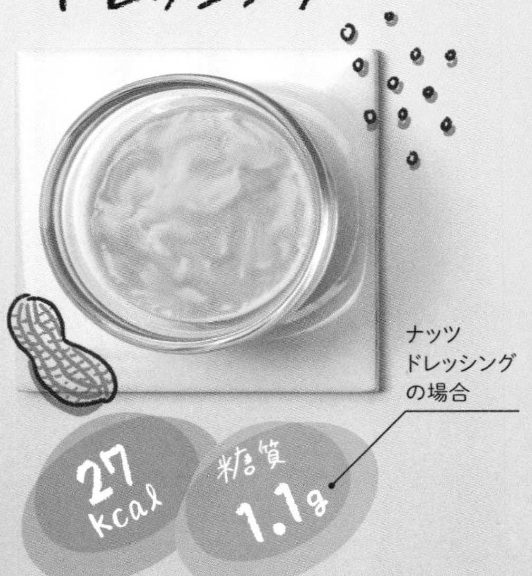

ナッツドレッシングの場合

27kcal 糖質1.1g

ピーナッツバター（無糖・有塩）…10g
（*1ごまドレにするには
「白すりごま…大さじ1」に変更）
プレーンヨーグルト（無糖）…大さじ1
味噌…小さじ1/2
酢、しょう油…各小さじ1
ラカントS（砂糖）…4g

〃高たんぱく・低脂質〃

シーザー ドレッシング

11kcal 糖質0.3g

カッテージチーズ（裏ごしタイプ）…20g
無調整豆乳…大さじ1
酢（あれば白ワインビネガー）…小さじ1
レモン汁…小さじ1/2
ラカントS（砂糖）…2g
塩（あればハーブソルト）…0.8g
ブラックペッパー…少々
にんにくチューブ（好みで）…1cm

memo 簡単に少量で作れて、冷蔵庫で余らすことなし。もちろん倍量で作っても◎。

糖質オフドレッシング

材料はすべて2～3人分です。記載の材料を混ぜるだけで完成です。
カロリーと糖質は15gあたりの値です。

\\ ホストマザー直伝！ //

バルサミコドレッシング

55 kcal　糖質 3.2g

バルサミコ酢…大さじ1
ディジョンマスタード…大さじ1/2
はちみつ…小さじ1
塩…0.8g
こしょう…少々
オリーブオイル*2…大さじ1

\\ わさびがかくし味 //

塩レモンドレッシング

50 kcal　糖質 2.1g

塩こうじ…大さじ1
レモン汁…小さじ2
わさびチューブ…2cm
塩…0.4g
ラカントS（砂糖）…2g
オリーブオイル*2…大さじ1
ブラックペッパー（好みで）…少々

*2 オリーブオイルは最後に入れて、乳化するまでよく混ぜる。

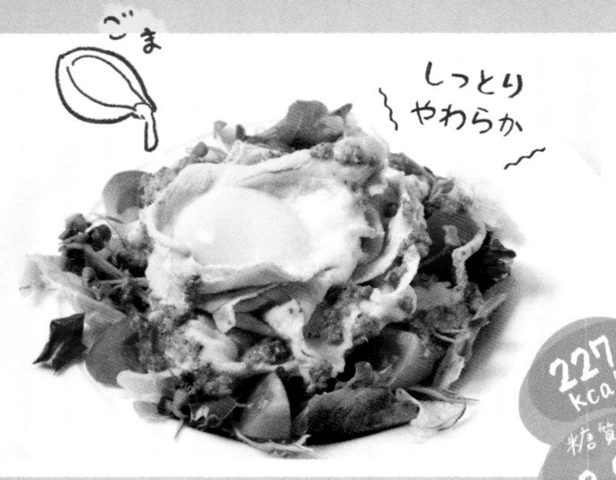

豚しゃぶサラダ

材料　2人分

豚薄切り肉（しゃぶしゃぶ用）…150g
水…600mℓ
A 酒…大さじ1
A 顆粒和風だし…4g
好みの葉野菜…適量
かいわれ大根
（食べやすい長さにカット）…1/2パック
トマト（くし切り）…1個
ごまドレッシング（P118）…適量
温泉卵（作り方P31）…1個

作り方

1. 豚肉を常温に戻しておく。
その間に野菜の準備をする。
2. 鍋に水を入れて火にかけ、Aを加える。
3. 沸騰する手前の温度で、豚肉を1枚ずつ広げて入れ、
色が変わったらザルやキッチンペーパーにあげて冷ましておく。
4. 皿に野菜と豚肉を盛りつけ温泉卵をのせ、ごまドレッシングをかける。

糖質 2.9g ｜ カロリー 227Kcal ｜ 脂質 16.7g ｜ たんぱく質 17.9g ｜ 食物繊維 1.1g

＊ドレッシングは除く

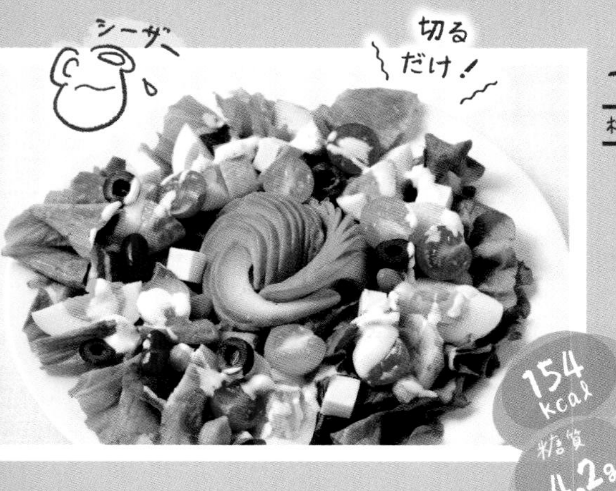

チョップドサラダ

5

材料　2人分

好みの葉野菜…適量
プチトマト（赤・黄）（1/2にカット）…4個
ゆで卵（くし切り）…1個
ミックスビーンズ…20g
アボカド（縦にカット）…1/2個
オリーブ（輪切り）…3個
プロセスチーズ（角切り）…20g
好みのチキンや海老など…適量
シーザードレッシング（P118）…適量

作り方

1. アボカドローズを作る。
アボカドを横長に置き、端から1～2mm程度の幅にスライスする。
2. 切れ目に沿ってスライドさせ、アボカドの頭の方を軸にしてまな板の上を
すべらせるように巻いていき、形を整える。
3. 具材を上から順に盛りつけ、シーザードレッシングをかける。

糖質 4.2g ｜ カロリー 154Kcal ｜ 脂質 11.8g ｜ たんぱく質 7.7g ｜ 食物繊維 3.2g

＊ドレッシングは除く

鯛(たい)のカルパッチョ 5

材料 2人分

鯛(刺身用)(ホタテなどもおいしい)
…120g
塩…0.4g
チャービル…適量
ピンクペッパーや
ケッパー(好みで)…適量
塩レモンドレッシング(P119)…適量

96 Kcal 糖質 0.1g

塩レモンでさっぱり
レモン

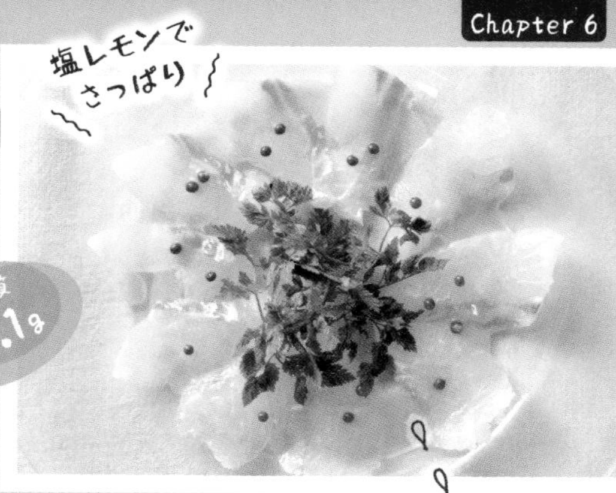

作り方

1 鯛を薄くそぎ切りにして皿に放射線状に並べ、塩をふりかける。ラップをかけて冷蔵庫に入れ、しばらく冷やしておく。

2 中央にチャービルを飾り、好みでピンクペッパーやケッパーを散らす。塩レモンドレッシングをかける。

糖質	カロリー	脂質	たんぱく質	食物繊維
0.1g	96Kcal	5.6g	12.6g	0g

＊ドレッシングは除く

レモン
レストランの前菜風

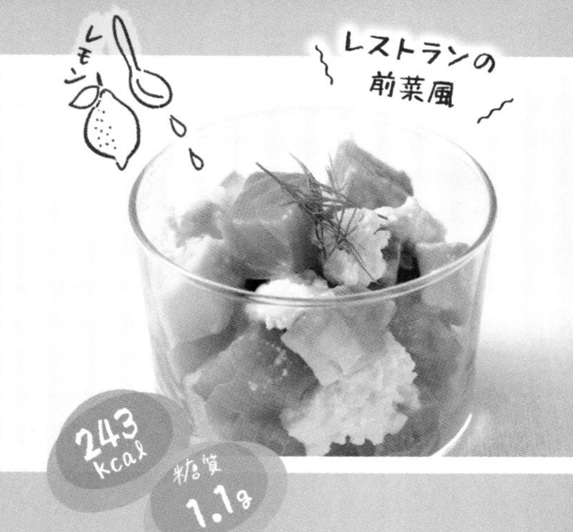

サーモンカクテル 5

材料 底5cmデザートグラス 2個分

サーモン(刺身用)…150g
アボカド…1/2個
カッテージチーズ(粒タイプ)…適量
ディル(好みで)…適量
塩レモンドレッシング(P119)…適量

243 Kcal 糖質 1.1g

作り方

1 サーモン、アボカドは1.5cm角に切る。

2 グラスに1とカッテージチーズをバランスよく重ねる。

3 好みでディルを飾り、塩レモンドレッシングをかける。

糖質	カロリー	脂質	たんぱく質	食物繊維
1.1g	243Kcal	18.9g	18.9g	1.7g

＊ドレッシングは除く

ドレッシングが
ケールと
マッチ
バルサミコ

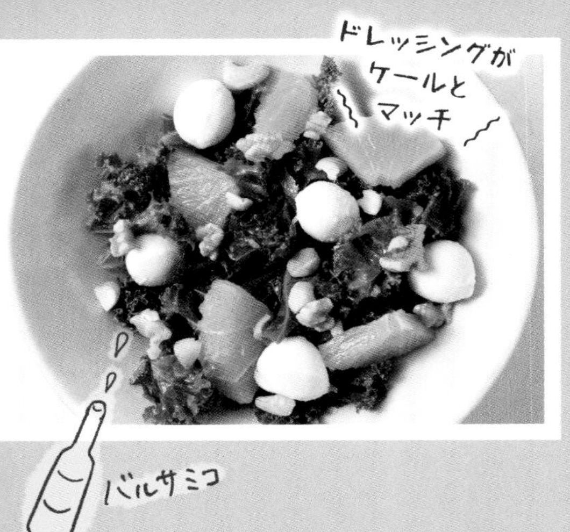

柑橘(かんきつ)とチーズのケールサラダ

5

106 Kcal 糖質 3.4g

材料 2人分

ケール…50g
クルミやカシューナッツ(軽くくだく)
…5〜6粒
オレンジやグレープフルーツ*1…1/4個
モッツァレラチーズ(一口サイズ)
…5〜6個
バルサミコドレッシング(P119)…適量

*1 ドライクランベリーのような
ドライフルーツも合います。

作り方

1 ケールは茎の部分を除き、キッチンバサミなどで食べやすい大きさに切って皿に盛り、ナッツやフルーツ、チーズを散りばめる。

2 バルサミコドレッシングをかけて、しっかりあえる。

糖質 3.4g | カロリー 106Kcal | 脂質 8.0g | たんぱく質 4.4g | 食物繊維 1.7g

まるで
スイーツ

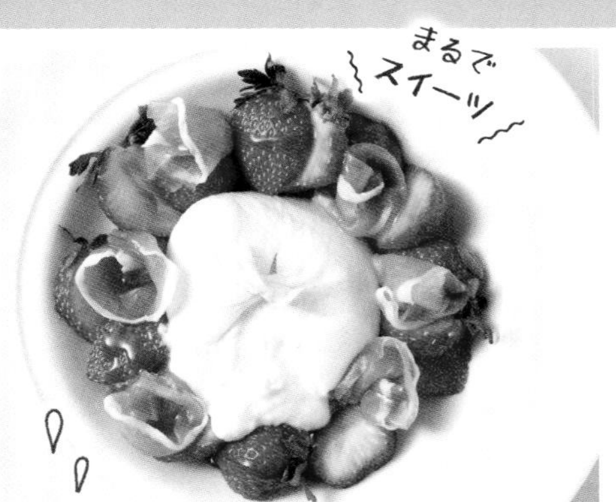

ブッラータチーズといちごの生ハムサラダ

5

163 Kcal 糖質 4.4g

材料 2人分

いちご(1/2にカット)*1
…6個程度
生ハム…5〜6枚
ブッラータチーズ…1個
バルサミコドレッシング(P119)…適量

*1 桃、イチジク、洋ナシなども合います。

バルサミコ

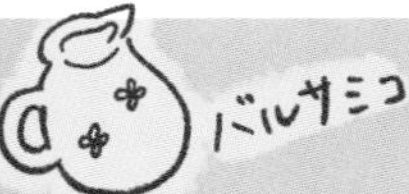

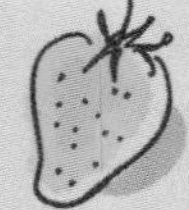

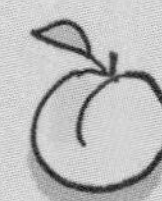

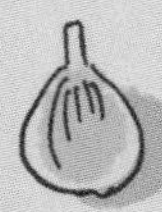

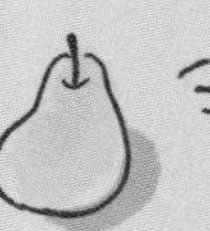

作り方

1 お皿にいちごを盛りつけ、すき間に花のように丸めた生ハムを差し込む。

2 中央にブッラータチーズを置き、バルサミコドレッシングをかける。

糖質 4.4g | カロリー 163Kcal | 脂質 12.3g | たんぱく質 9.2g | 食物繊維 0.6g

ベジチリコンカン

肉なしでおいしい！
主菜に副菜いろいろな
料理に変幻自在！

野菜でまいて
常備しておくと便利！
オムレツの具に
タコライスに
84 Kcal
糖質 4.3g

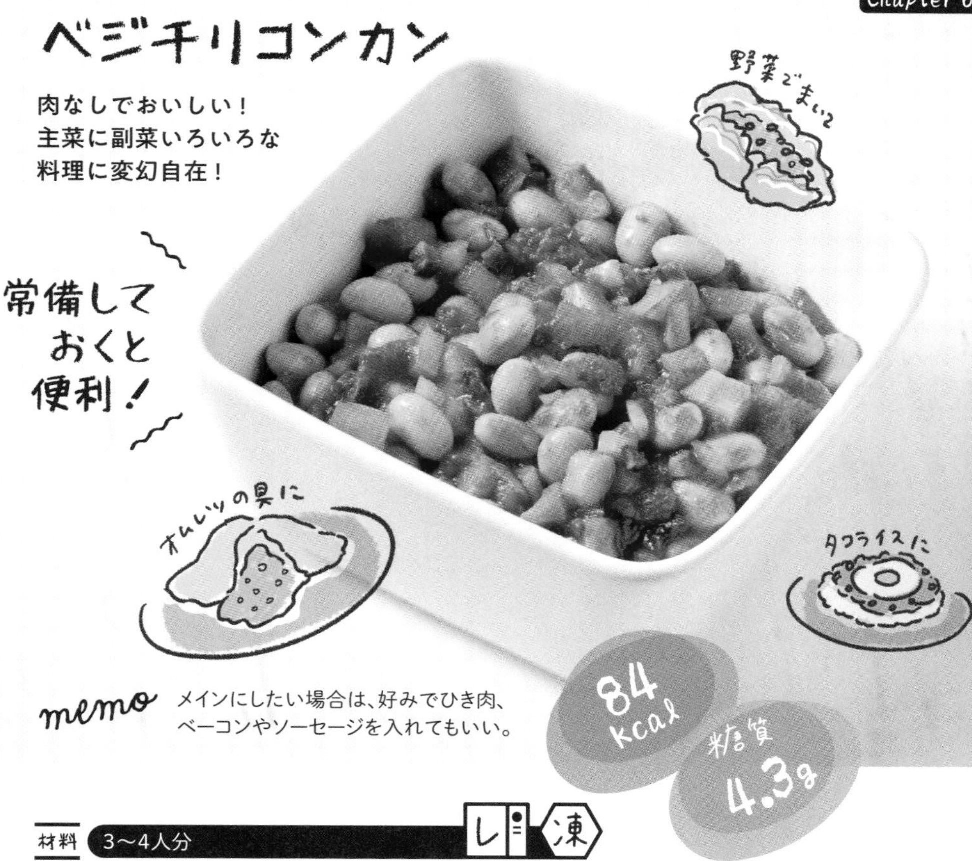

memo メインにしたい場合は、好みでひき肉、ベーコンやソーセージを入れてもいい。

材料 3〜4人分　レ　凍

- 大豆水煮（水気を切る）…1パック（150g）
- 玉ねぎ…1/4個
- マッシュルーム（しめじなどでも可）…3個
- ブロッコリーの茎（アスパラなどでも可）…1株分（アスパラなら2本）
- にんにく…1片
- カットトマト缶…1/2缶（200g）
- 顆粒コンソメ、チリパウダー…各小さじ1
- しょう油…小さじ1/2
- ラカントS（砂糖）…7g
- 塩…0.4g
- こしょう…少々
- クミン、ナツメグ（好みで）…少々
- オリーブオイル…大さじ1/2

作り方

1. 大豆以外の具材はみじん切りにする。
2. 耐熱ボウルに材料をすべて入れて混ぜ、すき間があくようにふんわりラップをかけ、レンジ600W約8分加熱する。
3. かき混ぜて、ぴったりラップをかけ、蒸らしながら冷ます（冷蔵庫で一晩おくと味がなじんでおいしい）。

糖質 4.3g	カロリー 84Kcal	脂質 4.1g	たんぱく質 6.3g	食物繊維 3.8g

＊1/4量の値

シンプルラタトゥイユ

副菜としても、
ソースとしても使える
万能料理！

野菜の
甘みを
生かした

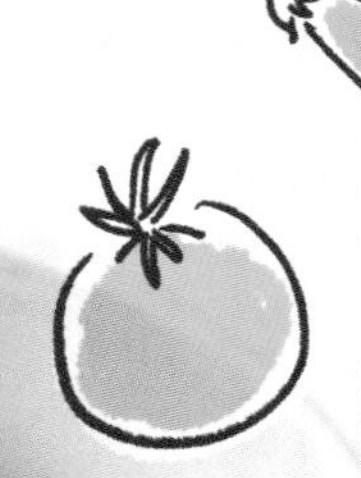

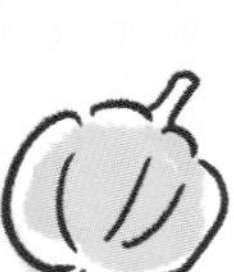

memo 好みで粉チーズをかけたり、カッテージチーズ、サワークリームを添えたりしてもおいしい。

45 kcal　糖質 3.8g

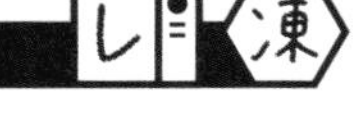

材料 4〜5人分 レ 凍

茄子…1本
ズッキーニ…1/2本
玉ねぎ…1/4個
マッシュルーム…2個
パプリカ（赤・黄）…各1/4個
にんにく…1片

Ⓐ
塩…4g
こしょう…少々
ラカントS（砂糖）…3g
オリーブオイル…大さじ1
カットトマト缶
…1/2缶（200g）

〈トッピング〉（好みで）
粉チーズ、
カッテージチーズ、
サワークリームなど

作り方

1. にんにくはみじん切りにし、その他の野菜は1.5cmの角切りにする。
2. 耐熱ボウルに**1**を入れ、Ⓐを加えて和える。
3. すき間があくようにふんわりラップをかけ、レンジ600W約6分加熱し、いったん取り出してかき混ぜ、追加で約5分加熱する。
4. ぴったりラップをかけ、蒸らしながら冷まし冷蔵庫でしっかり冷やす。

糖質	カロリー	脂質	たんぱく質	食物繊維
3.8g	45Kcal	2.5g	1.2g	1.5g

＊1/5量の値

おからサラダ

あえるだけで簡単☆
ポテサラ食べたくなったらコレ！

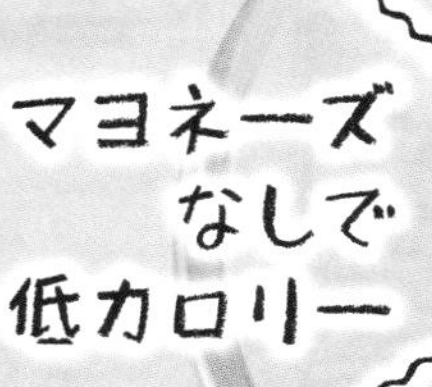

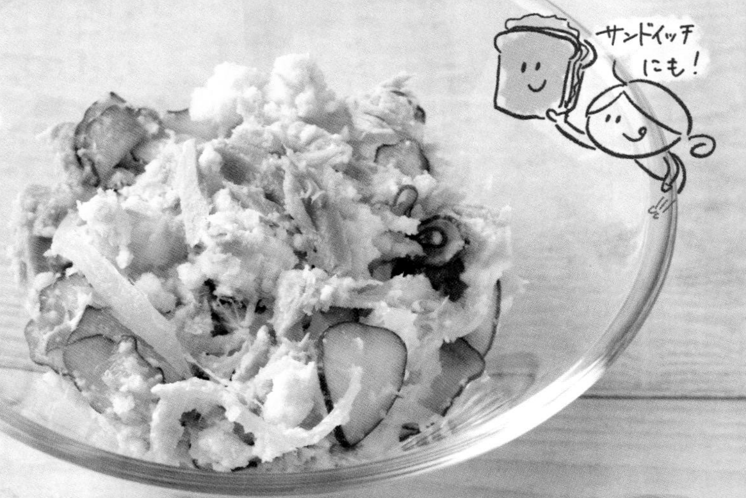

memo ツナ缶の代わりにさば缶を使ったり、カレー粉を入れてアレンジしてもおいしい。

60 Kcal　糖質 1.6g

材料 4～5人分

生おから（しっとりタイプ）*1…120g
きゅうり…1本
塩（塩もみ用）…小さじ1/4
玉ねぎ…40g
ツナ缶…1缶
カッテージチーズ（裏ごしタイプ）…50g
味噌…大さじ1/2
塩…0.4g（味をみて調整）
こしょう…少々

*1 パサパサタイプの生おからやおからパウダーを使う際は、水を加えてしっとり生おからにしてから作ってください（風味や食感は異なる場合があります）。パサつく場合は、豆乳やオイルを足して調整する。

作り方

1 きゅうりは薄くスライスして塩をふり混ぜ合わせ、5分ほど置いて水気をしぼる。

2 玉ねぎは薄くスライスして耐熱ボウルに入れ、ふんわりラップをかけて600W約1分加熱し、冷ます（玉ねぎの辛みが気にならない場合は、省略してもよい）。

3 生おからに油を切ったツナ、きゅうり、玉ねぎ、残りの材料を加えてあえる。しばらく冷蔵庫で冷やし、味をなじませるとよりおいしくなる。

糖質	カロリー	脂質	たんぱく質	食物繊維
1.6g	60Kcal	2.4g	5.4g	3.2g

*1/5量の値

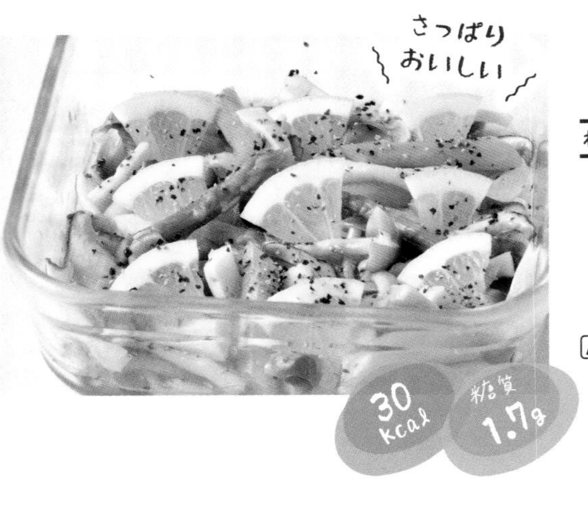

きのこの レモンペッパーマリネ

レ 5

材料 3〜4人分

エリンギ （乱切り）…1パック（100g）
しめじ（ほぐす）…1/2パック（70g）
アスパラ（5〜6等分に斜め切り）…2本
A
鶏がらスープの素…小さじ1
オリーブオイル…大さじ1/2
レモン汁…小さじ1/2
塩…0.8g
レモン（輪切り）…1〜2スライス
ブラックペッパー…たっぷり

作り方

1 アスパラ、エリンギ、しめじの順に耐熱容器に入れ、Aを全体にふりかけ、ふんわりラップしてレンジ600W約２分半加熱する。混ぜてラップをかけて蒸らしながら冷ます。

2 すき間に小さくカットしたレモンを差し込み、ブラックペッパーをしっかりめにふりかけて冷蔵庫でしばらくなじませる。

糖質	カロリー	脂質	たんぱく質	食物繊維
1.7g	30Kcal	1.8g	1.5g	1.8g

*1/4量の値

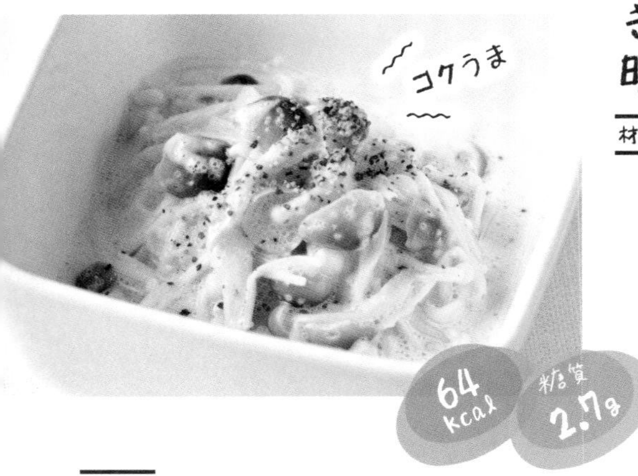

きのこの 明太チーズあえ

レ 5

材料 2人分

えのき…80g（1/2袋）
しめじ…70g（1/2パック）
しょう油…小さじ1
クリームチーズ…20g
明太子（皮をむいたものP59参照）
…15g（小さめ1/2本）
塩…0.4g
ブラックペッパー…少々

作り方

1 えのきは1/2の長さにカットし、しめじはほぐして耐熱容器に入れる。

2 しょう油を回しかけ、ふんわりラップをしてレンジ600W約２分加熱する。熱いうちにクリームチーズ、明太子を入れて混ぜて溶かし、味をみて塩を加えて冷ます。

3 食べる際に、ブラックペッパーをふりかける。

糖質	カロリー	脂質	たんぱく質	食物繊維
2.7g	64Kcal	3.5g	4.6g	2.8g

キャロットトラペ 5 凍

常備しておきたい

48 kcal
糖質 3.9g

材料 3〜4人分

人参（線切り）…1本

Ⓐ
- 酢（りんご酢や白ワインビネガーがおすすめ）…大さじ1
- はちみつ、粒マスタード…各小さじ1
- 塩…小さじ1/4

オリーブオイル…大さじ1

〈トッピング〉（好みで）
ミックスナッツ（軽くくだく）…適量
レーズン…適量

作り方

1 Ⓐを合わせて混ぜ、オリーブオイルを加える。オリーブオイルが完全に混ざり白っぽくなるくらいまでよく混ぜる。

2 人参に1を回しかけてあえ、しばらく冷蔵庫でなじませる。一晩置くとよりおいしくなる。好みでナッツやレーズンを散らす。

糖質	カロリー	脂質	たんぱく質	食物繊維
3.9g	48Kcal	3.3g	0.4g	0.8g

＊1/4量の値

カレー香る即席ザワークラウト レ 5

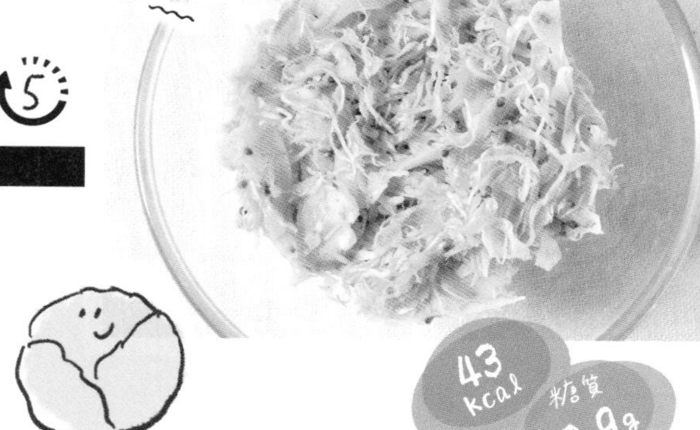

材料 2人分

キャベツ…125g（約1/8玉）
粒マスタード…大さじ1/2
レモン汁…小さじ1/2
オリーブオイル…小さじ1
塩…1g
カレー粉…小さじ1/3

作り方

1 キャベツは線切りにし、浅くて広めの耐熱容器に広げて入れる。

2 残りの材料を加えてあえ、ふんわりラップしてレンジ600W約2分加熱し、混ぜる。ぴったりラップをかけ蒸らしながら冷ます。

糖質	カロリー	脂質	たんぱく質	食物繊維
2.9g	43Kcal	2.9g	1.2g	1.3g

【本書で紹介した商品】　＊2021年10月時点の情報です。順不同。

ラカントS
サラヤ株式会社
https://www.lakanto.jp/
☎0120-40-3636（9時〜17時〈土日祝除く〉）

iwaki パック&レンジ
AGCテクノグラス株式会社
https://igc.co.jp/shop/default.aspx
☎03-5627-3870（iwakiお客様サービスセンター）

オートミール
株式会社富澤商店
https://tomiz.com/
☎042-776-6488

オートミール

日本食品製造合資会社
https://www.oatmeal.co.jp/product/
☎0120-249-714（お客様センター）

オートミール
日本ケロッグ合同会社
https://www.kelloggs.jp/ja_JP/brands/oatmeal.html#num=12
☎0120-500209（お客様相談室）

イラスト：mame

デザイン：三橋理恵子（Quomodo Design）

アシスタント：五月女知子

スタイリング：きだともこ

撮影：林　桂多（講談社写真部）

校正：平入福恵

栄養成分値監修：前中孝文（前中整形外科クリニック）

撮影協力：utuwa（03-6447-0070）

mameの楽やせ低カロ糖質オフレシピ

2021年12月7日　第1刷発行

KODANSHA

著　者　mame
発行者　鈴木章一
発行所　株式会社　講談社
〒112-8001　東京都文京区音羽2-12-21
販売　TEL03-5395-3606
業務　TEL03-5395-3615
編　集　株式会社　講談社エディトリアル
代表　堺　公江
〒112-0013　東京都文京区音羽1-17-18　護国寺SIAビル6F
編集部　TEL03-5319-2171
印刷所　半七写真印刷工業株式会社
製本所　大口製本印刷株式会社

ISBN978-4-06-526347-1